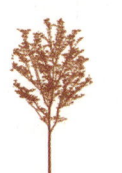

中医自学

百日通

曲小青◎主编

陕西新华出版

陕西科学技术出版社

Shaanxi Science and Technology Press

西安

图书在版编目（CIP）数据

中医自学百日通 / 曲小青主编 . -- 西安 : 陕西科
学技术出版社 , 2025. 5. -- ISBN 978-7-5369-9214-6

Ⅰ . R2

中国国家版本馆 CIP 数据核字第 2025C5V914 号

中医自学百日通
ZHONGYI ZIXUE BAIRITONG

曲小青　主编

责任编辑	付　琨
装帧设计	天之赋设计室

出 版 者	陕西科学技术出版社
	西安市曲江新区登高路 1388 号陕西新华出版传媒产业大厦 B 座
	电话（029）81205187　传真（029）81205155　邮编 710061
	http://www.snstp.com
发 行 者	陕西科学技术出版社
	电话（029）81205180　81205178
印　　刷	三河市天润建兴印务有限公司
规　　格	640mm×920mm　16 开本
印　　张	10
字　　数	120 千字
版　　次	2025 年 5 月第 1 版
	2025 年 5 月第 1 次印刷
书　　号	ISBN 978-7-5369-9214-6
定　　价	48.00 元

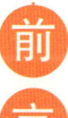

前言

　　随着"中医热"的不断升温，想通过中医来养生的人越来越多。可是中医博大精深，很多专业术语、中医理论，不免让人感到枯燥、乏味，很少人有恒心真正学下去。为了让更多的人能够认识中医、了解中医、学习中医，我们本着"深奥中医简单学，学过之后一定要有收获"的理念，将中医的一些基础知识融于日常生活中，力求将晦涩的中医理论用通俗易懂的语言呈现给大家，于是就有了这本《中医自学百日通》。

　　很多人可能会有以下的一些疑问：

　　1. 真的能够从生活中学习中医吗？

　　中医理论都不是凭空产生的，是古人在长期与疾病作斗争的过程中，不断积累和总结出来的，是祖国传承千年的瑰宝。中医原本就从生活中来，为什么不能从生活中学呢？

　　2. 中医与生活到底有多亲密？

　　望闻问切、四性五味、阴阳五行等深奥的中医学理论和方法已逐渐为人熟知，点穴、按摩、针灸、食疗等简便易行却疗效灵验的保健方法屡见不鲜，美容、养生、益寿等更是中医领域永恒的话题。中医早就无法与日常饮食、起居作息、心情起伏等生活常态剥离开来。所以，中医是一门学问，是关于如何生活得更好的学问。

3. 从生活中去学习中医，应该学习哪些内容呢?

（1）应该学习中医的一些基础理论，了解中医的核心思想，明白人体的阴阳平衡，知道人体的五脏六腑和一些人体经络的常识。

（2）从生活实际出发，学习一些关于穴位的知识，了解这些穴位对于人体有些什么作用，日常生活中可以利用这些穴位防治哪些疾病。

（3）活学活用人体特效经络穴位，认识中医治疗疾病的一些常用方法，运用特有的艾灸、拉筋、按摩等方法，防范疾病于未然。

（4）了解四季养生和食疗养生。根据不同季节、不同体质来选择合适的食材进补，契合了人体与自然的节律变化，才能更有效地调养身体，提升健康水平。

从"学"转变到"医"是中医学习一个质变的过程，"医"需要"学"的知识积累。本书结合诊断和治疗两方面的知识，从日常生活入手，由浅及深，循序渐进，让大家能够一看就懂，一学就会，一用就灵。真正将中医运用到生活当中，让学习中医保健不再是件难事。

上篇
中医入门基础知识

下篇
常见的中医养生方法

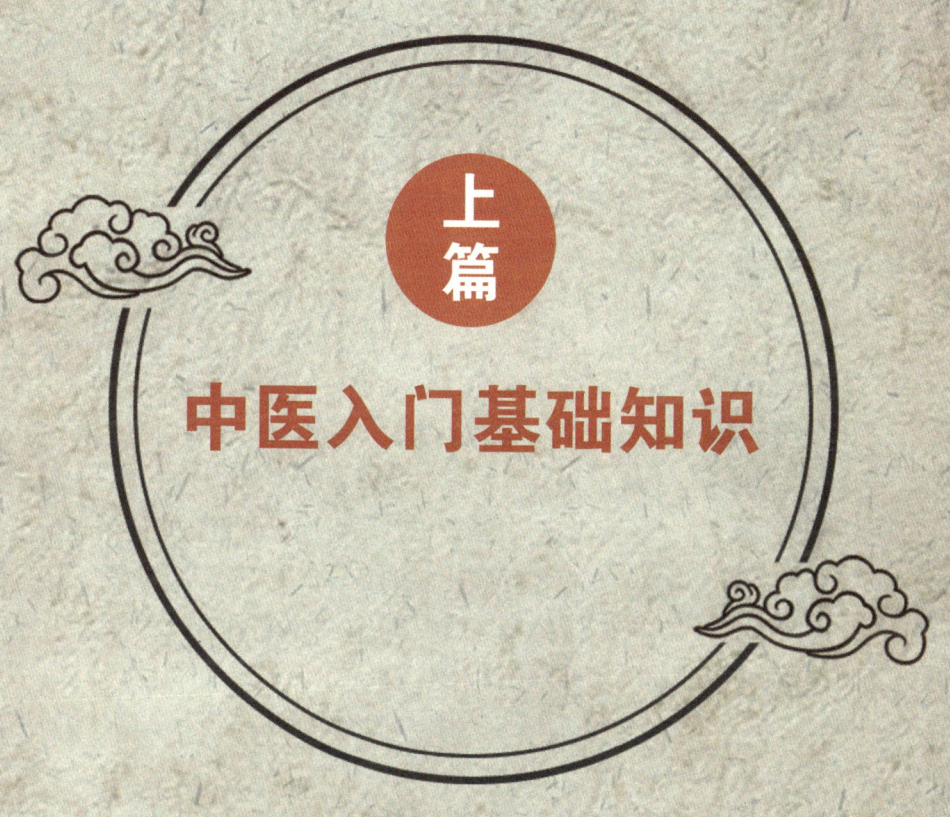

上篇

中医入门基础知识

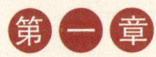

阴阳平衡：祛病延年的健康密钥

◎ 中医与阴阳的关系

中医认为，治病的目的就在于通过调节人体的阴阳，使其达到平衡状态。这样一来，了解阴阳学说的内容对于理解中医来说，就有着至关重要的帮助。阴阳学说的基本内容包括以下几个方面。

1. 阴阳是对立制约的

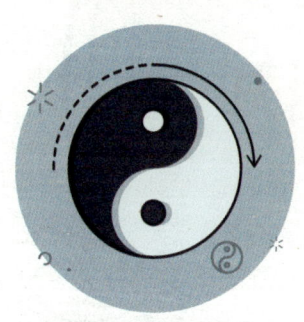 对立，就是说双方性质相反，是死对头，如天为阳、地为阴；白天为阳、黑夜为阴；上为阳、下为阴；热为阳、寒为阴等。任何事物，都是对立存在宇宙间的，但是，事物的阴阳属性不是绝对的，而是相对的，必须根据互相比较的条件而定。就人体而言，体表为阳，内脏为阴；就内脏而言，六腑属阳，五脏为阴；就五脏而言，心肺在上属阳、肝肾在下属阴；就肾而言，肾所藏之"精"为阴，肾的"命门之火"属阳。由此可见，事物的阴阳属性是相对的。

制约，就是说由于两方对立，就可以牵制、约束对方。就像草原上的兔子，如果没有狼来制约，那么兔子无限繁殖下去，迟早要把草给吃光的，没有兔子，狼也就不能活下来。

2. 阴阳存在消长和平衡

阴阳双方是在永恒地运动变化着，双方的力量不可能是每时每刻都完全对等，会不断出现"阴消阳长"与"阳消阴长"的现象，这是一切事物运动发展和变化的过程。例如，四季气候变化，从冬至春至夏，由寒逐渐变热，是一个"阴消阳长"的过程；由夏至秋至冬，由热逐渐变寒，又是一个"阳消阴长"的过程。由于四季气候阴阳消长，所以才有寒热温凉的变化，万物才能生长收藏。如果气候失去了常度，出现了反常变化，就会产生灾害。

平衡，是说以上的这种你消我长，在全过程来看，总体上是力量平衡的。比如一个昼夜，在正午时分，太阳当空，是光明（阳）的成分最多而黑暗（阴）的成分最少的时候，但正午一过，黑暗的成分就开始慢慢增长，而光明的成分慢慢减少，等到黄昏太阳西斜，则黑暗和光明的成分基本相当了，再往后夜晚降临，黑暗处于优势，到子夜黑暗的成分到达顶点，而光明的成分降到最低；但随后，光明的成分开始增长而黑暗的成分开始减退，到早晨光明又超过了黑暗：一整天，光明和黑暗就是在这样一种你消我长的过程中，但总体来看，二者的力量是基本相当的，也就是说是平衡的。

◎ 只有阴阳平衡，五行才能和谐

我们在很多中医著作中经常会看到"四时五行"，我们知道四时指的是四季，那么五行指的是什么呢？《说文解字》中说："行，道也。"这里的"行"暗指着 4 个方向、4 种行动的意思。如果说一个人站在这个"行"字的中央，也就相当于站在十字路口，这时面临着 5 种选择：前进、后退、左拐、右行、不选择。从字面上看，"行"字本身就是 4 种行动方向的象形，当然同时也就包括了那个无形的"中"。五行与"金、木、水、火、土"有什么关系呢？中医典籍《黄帝内经》中说：凡是天地之间，四方上下之内的一切事物，无论是地上划分的九州，还是人体中的九窍、五脏、十二关节，都是与自然界阴阳之气相互贯通的。由自然界阴阳之气变化而产生了金、木、水、火、土五行，并且可以根据五行的性质，将一切事物加以概括和分类。《黄帝内经》又说："东方生风，风生木""南方生热，热生火""中央生湿，湿生土""西方生燥，燥生金""北方生寒，寒生水"。这样，五行便演变成了我们所说的"金、木、水、火、土"。从中医观点来看，阴阳平衡是五行和谐的基础。五行之间同样保持着阴阳消长转化的关系，其中，金、木、水、火、土又分阴阳。中医认为，只有阴阳保持平衡，五行之间才能保持和谐。

"金曰从革"：从者，顺存；革者，变革，指金有克刚、清润、变革之特性，凡具有清润、敛降特性者统属"金"。

"木曰曲直"：指树木生长的状态，有升发、向上、向外、舒展等特性，凡具有升发、向上、向外、舒畅之特性的事物均属"木"。

"水曰润下"：指水有滋润或向下的特性，凡具有寒凉、滋润、向下特性的事物统属"水"。

"火曰炎上"：炎上指火具有温热、上升之特性，凡具有温热、升腾、向上之特性的事物均属"火"。

"土曰稼穑"：稼者，育种；穑者，收获，指土有播种和收获的作用，凡具有生化、承载、受纳特性的事物均属"土"。

五行相生相克：即五行顺位相生，金生水、水生木、木生火、火生土、土生金；五行相克，五行隔位相克，金克木、木克土、土克水、水克火、火克金。五行相生相克，有利于保持阴阳的相对平衡。生与克是紧密联系、相互依存的。无生，就不足以保持旺盛的生命力；无克，就不足以保持平衡，形成紊乱。中医有"虚则补其母，实则泻其子"的治疗方法，根治的办法常常是治母也治子。有一位针灸医师曾为一位患者治疗腰痛病，扎针 20 天之后，患者的腰痛渐渐痊愈，甚至连原本的咳嗽也好了很多。这是由于金生水，肺金是肾之母，因此治其子竟将母病也治好了。值得一提的是，不一定所有人都适合这个方法，因为人体是复杂的。

如果想要五行和谐，就一定要注重食补。《黄帝内经》认为：黑色食品入肾和膀胱；红色食品入心和小肠；白色食品入肺和大肠；黄色食品入脾、胃；绿色食品入肝、胆。所以说，肾虚者宜多吃黑芝麻、黑木耳之类的黑色食品；肝病者要多吃青菜和水果；脾胃病、肺病患者宜吃黄色与白色食品，如胡萝卜、黄豆、百合、银耳、莲子等；心脏病患者宜吃荔枝（壳红）、红皮花生米等。不过，这些只是一般规律，生活中选择进食时要注意因人而异，补也要补得适当，要注意饮食多样化，不宜挑食、偏食、滥食，否则人体会发生紊乱，造成阴阳失衡，疾病也就会紧随而至了。

◎ 判断身体阴阳的方法

有这样一名女性患者，更年期症状十分明显，时有多汗、烦躁、心情不佳、头晕等症状。有人告诉她，这是肾亏的表现，应当适当进补，她就根据别人的建议服用桂圆、大枣、核桃等，但是越补汗越多，心情也没有好转迹象，反而越来越烦躁不安，后来还出现了血压偏高等症状。为什么会这样呢？这是因为她没有弄清楚自己体质阴阳失衡的性质和程度。她的一系列病症属于"肾亏"，但是在中医看来"肾亏"分肾阴不足与肾阳不足，即所谓的"肾阴虚"和"肾阳虚"，这两者是有本质区别的。

一般更年期女性多为"肾阴不足"，阴不足则见"虚火"之象，出现汗多、烦躁、心慌等症状。既然有"虚火"，就不可再用温热之性的食物，只可食用莲子、百合、绿豆等性凉的食物，所谓"以水（寒）灭火"。也有一些更年期女性是肾阳不足，成为实火，就需要清热解毒。为了便于理解，下面介绍一些简单的方法来帮助大家判别自己的体质是偏阴还是偏阳。

1. 阴性体质

（1）畏寒怕冷，喜暖喜热。

（2）皮肤较白，欠光泽或略显苍白。

（3）说话语速慢，声音小，易沙哑。

（4）尿液颜色浅而透明，量多。

（5）四肢不温，手掌、手指细长绵软。

（6）体形肥胖或是细瘦高挑。

（7）身体僵硬、缺乏柔韧性。

（8）性情温驯，不爱说话。

（9）行动缓慢，不爱活动。

（10）不爱喝水或只爱喝热水。

（11）运动时不流汗或少流汗。

（12）肌肉松弛、虚胖。

（13）皮肤温度较低，爱洗热水澡。

（14）感冒时很少出现发热。

（15）发质干、早生白发。

2. 阳性体质

（1）喜冷喜寒，不耐热暑。

（2）皮肤颜色发红而滋润或多油脂。

（3）语速较快，声音洪亮且富有激情。

（4）尿液颜色深而黄，量少。

（5）四肢温暖，手掌方正厚实有力。

（6）五短身材，肌肉丰满、结实。

（7）身体柔软，屈曲性佳。

（8）活泼乐观，急躁易怒。

（9）行动快而矫健，喜爱运动。

（10）喜爱喝水，爱喝凉茶、吃冷饮。

（11）容易发热流汗，体味较重。

（12）肌肉丰满，胖而且结实。

（13）皮肤温度较高，爱洗温水、冷水澡。

（14）一旦感冒就会发热。

（15）头发油脂多，脱发早。

说明：上述阳性体质和阴性体质特征各15个，选择一下，看你哪一类的特征比较多。哪一类吻合较多，就属于哪类体质。当然，也有一些人并不严格属于这两类体质之一，而属介于两类体质之间的平和体质。

五脏六腑：藏于人体深处的生命密码

◎ 藏象学说，并不深奥

"藏象"二字首先见于《素问·六节藏象论》。"藏"，是指藏于体内的内脏。"象"，是指表现于外的生理、病理现象。藏象学说，即是通过对人体生理、病理现象的观察，研究人体各个脏腑的生理功能、病理变化及其相互关系的学说。它是历代医家在医疗实践的基础上，在阴阳五行学说的指导下，概括总结而成的，是中医学理论体系中极其重要的组成部分，对于阐明人体的生理和病理，指导临床实践具有普遍的意义。

藏象学说以脏腑为基础，脏腑是内脏的总称。按脏腑生理功能特点，可分为脏、腑、奇恒之腑三类：心、肝、脾、肾、肺合称为五脏；胆、胃、小肠、大肠、膀胱、三焦称为六腑；奇恒六腑即脑、髓、骨、脉、胆、女子胞（子宫）。

五脏的共同生理特点是化生和贮藏精气；六腑的共同生理特点则是受盛和传化水谷。奇恒之腑，就是说这一类腑的形态及其生理功能均有异于"六腑"，不与水谷直接接触，而是一个相对密闭的组织器官，而且还具有类似于脏的贮藏精气的作用，因而称为奇恒之腑。

藏象学说的基本观点是认为人是以五脏为中心的统一体并与自然界保持着统一，体现了中医学所具有的整体观的特点。在人的生命活动中，心、肝、脾、肺、肾五脏是中心，每脏都配以相应的腑：心配小肠，肝配胆，脾配胃，肺配大肠，肾配膀胱，脏对相配之腑的功能起主导与决定作用。其他形体官窍、四肢百骸均与五脏相关：心与血脉、舌、面，肝与筋、目、爪，脾与肉、口、唇，肺与皮毛、鼻，肾与骨、髓、耳、发等均具有特殊的联系。

气、血、精、津液既是脏腑功能活动的物质基础，又是脏腑功能的产物，它们与五脏关系密切：肾藏精，肝藏血，脾藏营，肺主气，心主血。津液的生成、输布与排泄，则主要是肺、脾、肾三脏协调完成的。人的精神情志活动称为"七情"（喜、怒、忧、思、悲、恐、惊）或"五志"（喜、怒、思、悲、恐）。"五志"归属五脏：心在志为喜，肝在志为怒，脾在志为思，肺在志为忧（或悲），肾在志为恐，但这不是机械的划分。作为人体机能活动表现的情志，是以五脏精气作为物质基础的，脏气失调会引起异常的情志，而异常的情志同样会影响脏腑的功能。将五志分属五脏，也是脏腑学说中以五脏为中心的内在统一性的体现。人与自然界季节变化有密切的关系，心气通于夏，肝气通于春，脾气通于长夏，肺气通于秋，肾气通于冬。

应当指出的是，中医学里的脏腑，除了指解剖的实质脏器官，更重要的是对人体生理功能和病理变化的概括。因此虽然与现代医学里的脏器名称大多相同，但其概念、功能却不完全一致，所以不能把两者等同起来。中医藏象学说中一个脏腑的生理功能，可能包含着现代解剖生理学中几个脏器的生理功能；而现代解剖生理学中的一个脏器的生理功能，亦可能分散在藏象学说的某几个脏腑的生理功能之中。

◎ 心为"君主之官"，主宰健康之根本

《黄帝内经》对心是这样描述的："心者，君主之官。神明出焉。故主明则下安，主不明，则十二官危。"君主，是古代国家元首的称谓，有统帅、高于一切的意思，是一个国家的最高统治者，是全体国民的主宰者。把心称为君主，就是肯定了心在五脏六腑中的重要性。

现代医学认为，人的精神、意识、思维活动属于大脑的生理功能，是大脑对外界客观事物的反映。但是，中医学从整体观念出发，认为人体的精神、意识、思维活动是各脏腑生理活动的反映，因此把神分为5个方面，分别与五脏相应。故《素问》说："心藏神、肺藏魄、肝藏魂、

脾藏意、肾藏志。"人体的精神、意识、思维活动，虽然与五脏都有关系，但主要还是归属于心的生理功能。

所谓"心藏神"，是指精神、思维、意识活动及这些活动所反映的聪明智慧，它们都是由心所主持的。心主神明的功能正常，则精神健旺，神志清楚；反之，则神志异常，出现惊悸、健忘、失眠、癫狂等症候，也可引起其他脏腑的功能紊乱。另外，心主神明还说明，心是人的生命活动的主宰，统帅各个脏器，使之相互协调，共同完成各种复杂的生理活动，以维持人的生命活动，如果心发生病变，则其他脏腑的生理活动也会出现紊乱而产生各种疾病。因此，以君主之官比喻心的重要作用与地位是一点儿也不为过的。

心的第二大功能就是主管血脉，它包括主血和主脉两个方面。全身的血，都在脉中运行，依赖于心脏的推动作用而输送到全身。脉，即血脉，是气血流行的通道，又称为"血之府"。心脏是血液循环的动力器官，它推动血液在脉管内按一定方向流动，从而运行周身，维持各脏腑组织器官的正常生理活动。中医学把心脏的正常搏动、推动血液循环的动力和物质，称之为心气。另外，心与血脉相连，心脏所主之血称之为心血，心血除参与血液循环、营养各脏腑组织器官之外，又为神志活动提供物质能量，同时灌注到心脏本身的脉管中，维持心脏的功能活动。因此，心气旺盛、心血充盈、脉道通利，心主血脉的功能才能正常，血液才能在脉管内正常运行。

在生活中，人们常用"心腹之患"形容问题的严重性，却不明白为什么古人要将心与腹部联系起来。所谓"心"，即指心脏，对应手少阴心经，属里；"腹"就是指小肠，为腑，对应手太阳小肠经，属表。"心腹之患"就是说，互为表里的小肠经与心经，它们都是一个整体，谁出现了问题都是很严重的。

总之，在中医理论中，心对于人体，就如同君主在国中处于主宰地位，如果心能保持正常，身体其他器官也就能有条不紊地发挥其作用；如果心里充满着各种嗜欲杂念，身体的其他器官也要受影响，各个器官也就会失去各自应有的作用。因此，我们一定要好好保护心脏。

◎ 肝为"将军之官"，藏血疏泄都靠它

肝为将军之官，对人体健康具有总领全局的重要意义，我们要呵护好自己的肝脏，切勿因一些不良生活习惯，使肝脏成为最大的受害者。在保养肝脏之前，我们不妨先来认识一下人体内的这位"将军之官"。

肝脏的位置是在东边，就像春天，所以肝脏主生发。中医理论认为，肝主要有两大功能，即主藏血和主疏泄。

1. 肝主藏血

肝藏血，一部分是滋养肝脏自身，一部分是调节全身血量。血液分布全身，肝脏自身功能的发挥，也要有充足的血液滋养。如果滋养肝脏的血液不足，人就会感觉头晕目眩、视力减退。另外，肝脉与冲脉相连，冲为血海，主月经，当肝血不足时，冲脉就会受损，于是女性容易出现月经不准、经血量少、色淡，甚至闭经的情况。另外，肝调节血量的功能主要体现在：肝根据人体的不同状态，分配全身血液。当人从安静状态转为活动状态时，肝就会将更多的血液运送到全身各组织器官，以供所需。当肝的藏血功能出现问题时，则可能导致血液逆流外溢，并出现呕血、衄血、月经过多、崩漏等病症。

2. 肝主疏泄

疏泄，即传输、疏通、发泄。肝脏属木，主生发。它把人体内部的气机生发、疏泄出来，使气息畅通无阻。气机如果得不到疏泄，就是"气闭"，气闭就会引起很多的病理变化，譬如出现水肿、淤血、女性闭经等。肝就是起到疏泄气机的功能。如果肝气郁结，全身各组织器官必然长期供血不足，影响其生长和营运功能，这样，体内毒素和产生的废物不能排出，长期堆积在体内，就会发展成恶性肿瘤，也就是我们闻之色变的"癌"。

此外，肝还有疏泄情志的功能。人都有七情六欲、七情五志，也就是喜、怒、哀、乐这些情绪。这些情志的抒发也靠肝脏。假如一个人怒气冲天，实际上就是肝的功能失调。谋略、理智全没了，全靠情绪去做事，这就会造成很多严重的后果。所以，我们在这里要强调的是：要想发挥聪明才智，最重要的是保证肝的功能正常。

◎ 脾为"谏议之官"，统血养肌的核心

脾在人体中的地位非常重要。《黄帝内经·素问》的遗篇《刺法论》中说："脾者，谏议之官，知周出焉。"意思是说，脾能够知道方方面面的问题都出在哪儿，即"知周"，然后通过自己的作用改善这个问题。脾在中央，所以它的主要服务对象是心肺。如果对照现代社会，谏议之官就相当于检察院系统，负责看各方出现什么问题，然后再把这些问题传达给中央。

另外，中医还认为："脾为后天之本。"我们怎么理解这个"后天之本"呢？你不妨想一想土地。虽然现在人们的生活水平提高了，有汽车、电脑、高楼等，但是这些不是人类生存所必需的，没有这些人类照样生活了几千年，那么什么才是人类不可或缺的呢？那就是土地，离开了土地，人类将面临毁灭。在中医理论中，脾属土，它就是人的后天之本，是人体存活下去的根本。

脾的功能主要在 4 个方面：主运化，主升清，主统血，主肌肉。

1. 脾主运化

脾的最大功能是主运化，相当于"后勤部长"，即脾可以运化水液，运化水谷，把吃进去的粮食、水谷精微营养的物质以及水液输送给其他的脏器，起到一个传输官的作用。脾的这种传输作用对生命来说至关重要，这也是中医把它称为后天之本的原因。

2. 脾主升清

脾把胃里的食物进行消化，其中的精华通过脾的"升清"送到心肺而转输到全身，糟粕则被排出。脾和胃是互为表里的，"脾胃和"，脾可以把清气往上升，而跟脾相对应的是胃，胃主降，脾主升。两者共同起着运化升清、降浊的作用。如果升清的功能减弱了，那脾气就会往下降，就会导致胃脏的下垂或脱肛。

3. 脾主统血

肝藏血，心主血，而脾统血。血和这三脏的关系最为密切，脾在中

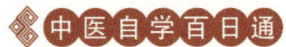

间起统领的作用。如果脾统血功能不足，就会导致诸如血崩、血漏或尿血等疾病的发生。

4. 脾主肌肉

肌肉是归脾来主管的，肌肉的营养是从脾的运化吸收而来的。一般而言，脾气健运，营养充足，则肌肉丰盈。如果脾有病，消化吸收发生障碍，人往往就会逐渐消瘦。

综上所述，养护我们的脾应从日常保健的重点来抓。尤其是多注意饮食和运动。多运动对人体来说非常重要，因为脾主运化，也就是干活的，如果你不让脾干活了，反而会对它的损害更大，吃好睡好运动好是养脾最好的方法。

◎ 肺为"相傅之官"，脏腑信息全掌控

肺在五脏六腑的地位很高，《黄帝内经》中说："肺者，相傅之官，治节出焉。"也就是说，肺相当于一个王朝的宰相，一人之下，万人之上。宰相的职责是什么？他了解百官、协调百官，事无巨细都要管。肺是人体内的宰相，它必须了解五脏六腑的情况，所以《黄帝内经》中有"肺朝百脉"，就是说全身各部的血脉都直接或间接地汇聚于肺，然后敷布全身。因此，各脏腑的盛衰情况，必然在肺经上有所反映，中医通过观察肺经上的"寸口"就能了解全身的状况。寸口在两手桡骨内侧，手太阴肺经的经渠、太渊二穴就处在这个位置，是桡动脉的搏动处，中医号脉其实就是在观察肺经。

肺主要有三大功能，即肺主气，主肃降，主皮毛。

1. 肺主气

肺主全身之气，它不仅是呼吸器官，还可以把呼吸之气转化为全身的一种正气、清气而输布到全身。《黄帝内经》提到"肺朝百脉，主治节"。百脉都朝向于肺，因为肺是皇帝之下，万人之上，它是通过气来调节治理全身的。

2. 肺主肃降

肺居在西边，就像秋天。秋风扫落叶，落叶簌簌而下。因此，肺在

人身当中，起到肃降的作用，即可以肃降人的气机。肺是肺循环的重要场所，它可以把人的气机肃降到全身，也可以把人体内的体液肃降和宣发到全身各处，肺气的肃降是跟它的宣发功能结合在一起的，所以它又能通调水道，起到肺循环的作用。

3. 肺主皮毛

人全身表皮都有毛孔，毛孔又叫气门，是气出入的地方，都由肺直接来主管。呼吸主要是通过鼻子，所以肺又开窍于鼻。

因此，肺的三大功能决定了它在身体中的地位是宰相。那么该如何养护我们的肺呢？

中医提出"笑能清肺"，笑能使胸廓扩张，肺活量增大，胸肌伸展，笑能宣发肺气、调节人体气机的升降、消除疲劳、驱除抑郁、解除胸闷、恢复体力，使肺气下降、与肾气相通，并增加食欲。清晨锻炼，若能开怀大笑，可使肺吸入足量的大自然中的"清气"，呼出废气，加快血液循环，从而达到心肺气血调和的作用，保持人的情绪稳定。

注重饮食，饮食养肺还应多吃玉米、黄豆、黑豆、冬瓜、番茄、藕、甘薯、猪皮、贝、梨等，但要按照个人体质、肠胃功能酌量选用。此外，养肺要少抽烟，注意作息，保持洁净的居室环境等。

另外，还有一点就是保持周围空气的清新，因为肺的主要生理功能是进行体内外气体交换，吸清呼浊，即吸入氧气，呼出二氧化碳，保证机体对氧的需求，所以日常生活中肺的养生保健最重要的是周围空气的清新，所以不管是家里还是单位，应多开窗通风，保持干净，不要让垃圾长时间在屋里滞留。

◎ 肾为"作强之官"，藏精纳气的宝库

《黄帝内经》说："肾者，作强之官，技巧出焉。"这就是在肯定肾功能强大，能使人强壮。我们知道，"强"从弓，就是弓箭，要拉弓箭首先要有力气。"强"就是特别有力，也就是肾气足的表现，其实我们的力量都是从肾来，肾气足是人体力量的来源。那么，"技巧出焉"是

什么意思呢？技巧，就是父精母血运化胎儿，这个技巧是你无法想象的，是由父精母血来决定的，是天地造化而来的。

肾的功能主要有3个方面：主藏精，主纳气，主骨生髓。

1. 肾主藏精

中医认为，精可分为先天之精和后天之精。肾主要是藏先天的精气。精是什么？精是维持生命的最基本的物质。这种物质基本上呈液态，所以精为水，肾精又叫肾水。肾还主管一个人的生殖之精，是主生殖能力和生育能力的，肾气的强盛可以决定生殖能力的强弱，所以养肾是生命的根本。同时，肾主水，各种液体、水的东西都贮藏于肾，都由肾升发、运载。

2. 肾主纳气

纳气，也就是接收气。气是从口鼻吸入到肺，所以肺主气。肺主的是呼气，肾主的是纳气，肺所接收的气最后都要下达到肾。

3. 肾主骨生髓

肾主管骨头的生长，生的是髓，《黄帝内经》中髓主要有3种：脑髓、骨髓、脊髓。牙齿也是一种骨头，因此肾还主管牙齿，《黄帝内经》有一句话是"齿为骨之余"，如果肾虚则会导致牙齿早早掉落。脑髓不足、骨髓不足都属于肾精不足，肾气不足，所以养肾是非常重要的。

◎ 胃为"仓廪之官"，输送能源的"生命粮仓"

《素问·刺法论》曰："胃为仓廪之官，五味出焉。"仓廪：仓，谷藏也；廪，发放。仓廪，即管理财物并按时发放的官员，人体所需要的能量都来源于胃的摄取。

胃上承食道，下接十二指肠，是一个中空的由肌肉组成的容器。金朝医学家说："胃者，脾之腑也……人之根本。胃气壮则五脏六腑皆壮也。"胃为水谷之海，其主要生理功能是受纳腐熟水谷、主通降，以降为和。由于胃在食物消化过程中起着极其重要的作用，与脾一起被称为"后天之本"，故有"五脏六腑皆禀气于胃"之说，胃气强则五脏功能旺盛。因此，历代医家都把固护胃气当作重要的养生和治疗原则。

所谓"胃气"，在中医理论中泛指以胃肠为主的消化功能。在中医经典著作《黄帝内经》中有这样的记载："有胃气则生，无胃气则死。"也就是说，胃气决定着人的生与死。对正常人来说，胃气充足是机体健康的体现；对患者而言，胃气不足则影响康复能力。

那么，如何判断一个人有无胃气呢？这就要看一个人是否有饥饿感。

婴儿饿了，就哇哇地哭，这就是饥饿感；小孩子饿了，就闹着要吃饭，这就是饥饿感；成年人早晨起来想吃东西，这就是饥饿感；患者病好点了，就有吃东西的欲望，这就是饥饿感。人能有饥饿感，就说明这个人是正常人、健康人，这也说明此人的胃气很好。

胃气是人赖以生存的根气，只可养，不可伤。因此在诊断上要审察胃气，在治疗上要顾盼胃气，在养生上要调摄胃气。胃气强壮，则气血冲旺，五脏和调，精力充沛，病邪难侵，可祛病延年。

中医认为，胃以降为顺，就是胃在人体中具有肃降的功能。胃气是应该往下行、往下降的，如果胃气不往下降，就会影响睡眠，导致失眠，这就叫作"胃不和则卧不安"。与此同时，胃还有一个重要的功能——生血。"血变于胃"，胃将人体吸纳的精华变成血，母亲的乳汁其实就是血的变现，血是由食物的精华变成的，在抚养孩子的时候，母亲的血又变成了乳汁。

另外，胃还和我们的情绪关系密切。虽然我们看不见自己的胃，但它每时每刻都反映着我们的情绪变化。当你处于兴奋、愉悦、高兴的情绪状态时，胃的各种功能发挥正常甚至超常，消化液分泌增加、胃肠运动加强、食欲大增。如果你处于生气、忧伤、精神压力很大的消极情绪状态，就会使胃液酸度和胃蛋白酶含量增高，胃黏膜充血、糜烂并形成溃疡。在你悲伤或恐惧的时刻，胃的情形更糟——胃黏膜会变白、胃液分泌量会减少、胃液酸度和胃蛋白酶含量会下降，导致消化不良。因此，我们要想养护我们的胃，最好先从情绪开始。

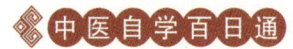

◎ 胆为"中正之官"，阳气生发的动力源

《黄帝内经》里说："胆者，中正之官，决断出焉。凡十一脏，取决于胆也。"什么是"中正"呢？中正就是不偏不倚，符合规矩，上下通彻。决断这两个字用在胆的职能上，是非常贴切的。决断的含义主要有两个：一是拿主意做决定；二是决定事情的魄力。胆不像其他脏腑的功能显而易见，如胃化食，小肠分清浊，大肠吸收水分。胆只是一个装着绿色胆汁的囊。可是它的职能是诚实专一的，就是决断事物。比如说左是阴、右是阳，胆就在中间，它就是交通阴阳的枢纽，让两边都不出现问题。另外，胆是少阳之气，胆又是春木，是人体一天的阳气生发的起点和动力。

那么，为什么说"凡十一脏，取决于胆"呢？为什么不取决于心，取决于肺，取决于肝、肾、脾？有关这个问题有许多争论，也有许多解释，更有众多的怀疑。按一般人的想法应该是心脏第一，而《黄帝内经》为什么把胆提到那么高的位置？

人要生存下去，首先必须有足够养分。没有养分，小孩无法成长；没有养分，成人活不下去；没有养分，人体生命需要的血就造不出来；没有血，人体的五脏六腑的气机不能升腾，甚至无法维持。养分的来源主要就是人们每天的进食。人们吃了足够的食物，虽然有牙齿的帮助、胃肠的蠕动，如果没有胆囊疏泄的胆汁参与或胆汁分泌疏泄不足，我们人体是吸收不到足够的养分的。胆的好坏影响到胆汁的分泌疏泄，而胆汁的分泌疏泄又会影响到食物的分解，食物分解的好坏影响到食物营养成分的吸收与转化，而营养成分的吸收转化又直接影响到人体能量的补充供给，能量补充供给又影响到其他脏腑的能量需求（五谷、五味、五畜、五禽、五色等入五脏）。也就是说，气血上来以后，机体会根据所需造血原料的缺乏而选择食物的种类。比如这一段时间喜欢吃甜食，过一段时间又想吃酸的，这一段时间喜欢吃肉类，过一段时间又想吃水果。这时我们可以适当多吃点想吃的，想吃就吃，因为机体需要这种东西，脏器如果没有足够的能量补给就会出现问题。所以就有了"凡十一脏，取决于胆"的说法。

◎ 小肠为"受盛之官"，吸收精微的关键

小肠是食物消化吸收的主要场所，盘曲于腹腔内，上连胃幽门，下接盲肠，全长4～6米，分为十二指肠、空肠和回肠3部分。十二指肠位于腹腔的后上部，全长约25厘米。它的上部（又称球部）连接胃幽门，是溃疡的好发部位。肝脏分泌的胆汁和胰腺分泌的胰液，通过胆总管和胰腺管在十二指肠上的开口，排泄到十二指肠内以消化食物。空肠连接十二指肠，占小肠全长的2/5，位于腹腔的左上部。回肠位于右下腹，占小肠全长的3/5。空肠和回肠之间没有明显的分界线。

《素问·灵兰秘典论》曰："小肠者，受盛之官，化物出焉。"受盛就是"承受和兴盛"，就是小肠接受由胃传送下来的水谷，将其解析变化成精微物质，并大量吸收，使体内的精微物质非常富足，故称"兴盛"。这些精微物质就是"精"，精就是能兴盛人体脏腑功能和真阳元气的最基本的物质。

小肠将经过进一步消化后的食物，分为水谷精微和食物残渣两部分，前者上输于脾，后者下注于大肠。同时，也吸收大量的水液，而无用的水液则渗入于膀胱排出体外。因而，小肠辨别清浊的功能，还和大便、小便的质量有关。如小肠辨别清浊的功能正常，则二便正常；反之，则大便稀薄而小便短少。

小肠与心相表里。受盛之官与君主之官互为表里，可见小肠地位非同小可。小肠正常与否，直接关系贵为君主的心的安康。所以，我们要学会保养小肠。

◎ 大肠为"传道之官"，传化糟粕的枢纽

大肠居于腹中，上口在阑尾处与小肠相接，下口紧接肛门。其上中部绕行于腹部的左右，先升后降，所以古人称为"回肠"；下部管腔扩大，沿脊椎的下部下行到魄门（即肛门），所以古人称为"广肠"。回肠相当于现代解剖学之结肠、盲肠，广肠即直肠。与小肠相对来说，大

肠较短而宽大，全长约 1.5 米。结肠依次又分为升结肠、横结肠、降结肠和乙状结肠 4 部分。

《素问·灵兰秘典论》曰："大肠者，传道之官，变化出焉。"大肠的这一功能是胃的降浊功能的延伸，同时与肺的肃降有关。水谷化为血，血里边更加精致的东西一旦被吸收就成为津液。液不一定在脾胃处被彻底消化吸收，有一部分要经过大肠和小肠的进一步吸收和分泌，分出清和浊，清为液，由小肠吸收，浊为糟粕，由大肠传导出去。把精华的液渗透出来，就是"津"。大肠就像管理道路运输一样，能够传达糟粕，也能传达津液，所以称之为"传道之官"。

大肠的功能，是将体内的垃圾排出体外。如果大肠在排出垃圾的过程中，不能充分发挥自己的功能，那么滞留在肠内的垃圾就会在肠内腐烂、发臭，制造出大量的有害物与有害气体和毒素。

一般来讲，现代人的饮食纤维素不足，因此大大减少了肠的蠕动，使肠运动低下，生出便秘。如果体内产生毒素物质，就会在大肠壁上引发大肠炎等各种疾病。另外，由于现代人的饮食在加工过程中，营养大量流失，使得机体免疫力下降，有害细菌、病毒等就会感染大肠，也会引发肠炎、肠无力等各种疾病。

因此，我们要想维护身体健康，少生疾病，维护大肠生理机能也是非常关键的。

◎ 膀胱为"州都之官"，身体排毒的通道

《素问·灵兰秘典论》曰："膀胱者，州都之官，津液藏焉，气化则能出矣。"膀胱的特点有三：其一，与肾相表里，肾为先天之根，故为都；其二，人体水分泻下之前停留于此，水来土掩，故有州意；其三，人体水分由火之气化于此，如同大地清气上升为云，云遇寒降下为水，完成天地相交。

膀胱位于小腹中，与尿道相通，主要功能是将多余的水液、有害物质转化为尿。人体内的水分以及许多有害物质在肾脏的作用下，进入膀胱转化为尿，最后再由尿道排出体外。膀胱将多余的水液、有害物质转

化为尿，离不开肾的大力协助，单靠膀胱"单打独斗"，此过程根本无法顺利进行。

中医指出，肾与膀胱相表里。肾是作强之官，肾精充盛则身体强壮，精力旺盛；膀胱是州都之官，负责贮藏水液和排尿。它们一阴一阳，一表一里，相互影响。所以说，如果排尿有问题，就是肾的毛病。另外，生活中我们经常会说有的人因为惊吓小便失禁，其实这就是"恐伤肾"，恐惧对肾脏造成了伤害，而肾脏受到的伤害又通过膀胱表现出来了。

同样，肾的病变也会导致膀胱的气化失调，引起尿量、排尿次数及排尿时间的改变，而膀胱经的病变也常常会转入肾经。"风厥"多是由于膀胱经的病症转入了肾经所致。《黄帝内经》中说："巨阳主气，故先受邪，少阴与其表里也，得热则上从之，从之则厥也。"足太阳膀胱经统领人体阳气，为一身之表，外界的风邪首先侵袭足太阳膀胱经，膀胱与肾相表里，膀胱经的热邪影响到肾经，肾经的气机逆而上冲便形成了"风厥"。

另外，膀胱还是人体最大的排毒通道，而其他诸如大肠排便、毛孔发汗、脚气排湿毒、气管排痰浊，以及涕泪、痘疹、呕秽等虽也是排毒的途径，但都是局部分段而行，最后也要并归膀胱。所以，要想祛除体内之毒，膀胱必须畅通无阻。

◎ 三焦为"决渎之官"，担当元气调动运化之重任

《素问·灵兰秘典论》曰："三焦者，决渎之官，水道出焉。"决渎：决，行流也；渎，沟渠也。决渎指通调水道。

三焦就是装载全部脏腑的大容器，也就是整个人的体腔。古人将三焦分为3部分：上焦、中焦、下焦。上焦是指横膈以上的部位，包括胸、头部、上肢和心肺两脏，是以心肺之气的"开发"和"宣化"，将气、血、津液和水谷精微等"若雾露之溉"布散于全身，为其主要生理特点，故称"上焦如雾"。中焦是指横膈以下、脐以上的上腹部，是以脾胃的运化水谷、化生精微，"泌糟粕，蒸津液"为其主要生理特点，

故称"中焦如沤"。下焦是脐以下的部位和有关脏器，如小肠、大肠、肾和膀胱等，其主要生理特点是传化糟粕和尿液，故称"下焦如渎"。

三焦就像是一场婚礼的司仪，一台晚会的导演，一个协会的秘书长，一个工程的总指挥，它使得各个脏腑间能够相互合作，步调一致，同心同德去为身体服务。对于它的具体形状，现代有的医学家把它等同于淋巴系统、内分泌系统，以及组织间隙、微循环等，但都不能涵盖三焦实际的功用。按中医经典《黄帝内经》的解释，三焦是调动运化人体元气的器官，这时它更像是一个财务总管，负责合理分配全身的气血和能量。简而言之，三焦有两大主要功用：通调水道和运化水谷。

所以，要想身体健康，三焦就一定要保持通畅。如果三焦不通了，人就会生病，而一旦三焦都病了的话，那就很危险了。

第三章
探秘经络，让治病不再艰难

◎ 经络总系统：经脉和络脉

经络实际上是"内连五脏六腑，外连筋骨皮毛"，在人体中纵横交错地形成了一个有机的整体，而身体的气血精微都运行于经络当中。它就像人体内的河流，从大河到小溪，分布于身体不同的位置，所有的脏腑和器官都通过它相互联系。

按照中医的解释，经络实际上分别指两种系统，其中大的为经脉，就像人体内的环路，连接重要的部位；小的叫络脉，仿佛主路旁的辅路，既是对主路的补充，又可以增加细微之处的联系。

经脉又有"正经"和"奇经"之分，正经有十二条，包括手三阴经（手太阴肺经、手厥阴心包经、手少阴心经）、手三阳经（手阳明大肠经、手少阳三焦经、手太阳小肠经）、足三阳经（足阳明胃经、足少阳胆经、足太阳膀胱经）、足三阴经（足太阴脾经、足厥阴肝经、足少阴肾经）。奇经有八条，即任脉、督脉、冲脉、带脉、阴跷脉、阳跷脉、阴维脉、阳维脉，通

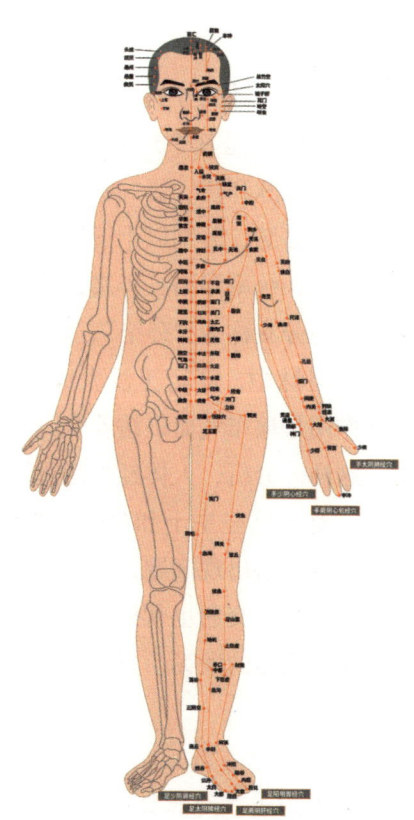

常称作"奇经八脉"。在奇经八脉中，只有任脉和督脉有独立所属腧穴，其他六脉皆与十二正经共用腧穴，故有人又将任、督二脉与十二经合称为"十四经"。

十二正经、奇经八脉是经络系统的两大重要支柱。古人把十二正经比喻成奔流不息的江河，把奇经八脉比喻成湖泊。这样的比喻恰如其分，平时十二正经的气和血奔流不息时，奇经八脉也会很平静地正常运行，而一旦十二正经气血不足流动无力时，奇经八脉这个湖泊储存的"水"就会补充到江河中；反之，十二正经里的气血太多、太汹涌了，湖泊也会增大储备，使气血流动过来，只有这样，人的身体正常功能才会平衡。从医学上来说，奇经八脉对全身经脉实际上起着联络和调节气血盛衰的作用。奇经八脉和十二正经就是要相互间调节、相互配合，才能保证身体的平安无事，就像土地跟大自然的降雨配合才能保证庄稼的收成。

络脉是经脉的分支，有别络、浮络和孙络之分，起着人体气血输布的作用。别络是其中最大的部分，别络的名称来源于本经别走邻经之意，十二经脉和任、督二脉各自别出一络，加上脾之大络，共计15条，称为十五络脉，分别以十五络所发出的腧穴命名。具有沟通表里经脉之间的联系，统率浮络、孙络，灌渗气血以濡养全身的作用。从别络分出最细小的分支称为"孙络"，它的作用同浮络一样输布气血，濡养全身。在全身络脉中，浮行于浅表部位的称为"浮络"，它分布在皮肤表面。主要作用是输布气血以濡养全身。

这样一分析，人体经络运行图仿佛一张城市道路交通图一样，循行全身。有了这些主干和分支，当然气血就在这些道路上有机地往复循行。一旦经络出现问题，不通畅了，身体里的气血就会出现堵车，再严重的话，整个交通也就瘫痪了，人体也就生病了。所以平时我们一定要保持这些道路的通畅，只有这样才能保持健康。

◎ 十二正经：流动在身体中的河流

人体的十二经脉又被称为"十二正经"，可以说是经络的主干线，它就像人体中的河流，连接着五脏六腑，并滋养着全身。十二经脉对称地分布于人体的两侧，并分别循行于上肢或下肢的内侧或外侧。每一条经脉分别归于一个脏或一个腑。故十二经脉的名称包括3部分，即手或足经、阴或阳经、脏或腑经，如手太阴肺经。一般来说，手经行于上肢，足经行于下肢；阴经行于四肢内侧而属脏，阳经行于四肢外侧而属腑。下面，我们就从十二经脉在体表的分布开始，对它的方方面面进行详细的了解。

1. 十二经脉的分布规律

头面分布：阳明经行于面部、额部；太阳经行于面颊、头顶及后头部；少阳经行于头侧部。

躯干分布：手三阳经行于肩胛部；足三阳经则足阳明经行于前（即胸腹面）、足太阳经行于后背、足少阳经行于身侧面；手三阴经均从腋下走出；足三阴经则均行于腹面。循行于腹面的经脉，其排列顺序，自内向外为足少阴经、足阳明经、足太阴经、足厥阴经。

四肢分布：四肢内侧为阴，外侧为阳，各分三阴三阳。上肢内侧面前缘及大指桡侧端，为手太阴；内侧面中间及中指端，为手厥阴；内侧面后缘及小指桡侧端，为手少阴。次指桡侧端至上肢外侧前缘，为手阳明；无名指侧端至上肢外侧面中间，为手少阳；小指尺侧端至上肢外侧后缘，为手太阳。下肢外侧前缘及次

十二经脉的流注次序表

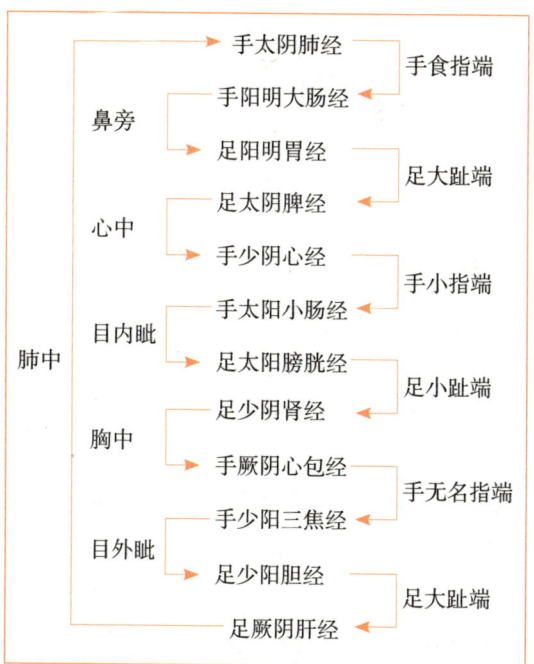

趾外侧端，为足阳明；外侧中间及第四趾外侧端，为足少阳；外侧后缘及小趾外侧端，为足太阳。大趾内侧端及下肢内侧中间转至前缘，为足太阴；大趾外侧端及下肢内侧前缘转至中间，为足厥阴；小趾下经足心至下肢内侧后缘，为足少阴。

2.十二经脉的表里属络关系

十二经脉在体内与脏腑相连属，其中阴经属脏络腑，阳经属腑络脏，一脏配一腑，一阴配一阳，形成了脏腑阴阳表里属络关系，即手足太阳与少阴为表里、手足少阳与厥阴为表里、手足阳明与太阴为表里。相为表里的两条经脉，都在四肢末端交接，并分别循行于四肢内外两个侧面的相对位置。相为表里的经脉分别络属于相为表里的脏腑，如手太阴属肺络大肠，手阳明属大肠络肺；足少阴属肾络膀胱，足太阳属膀胱络肾等。

3.十二经脉的流注次序

十二经脉的流注是从手太阴肺经开始，阴阳相贯，首尾相接，逐经相传，到肝经为止，从而构成了周而复始、如环无休的流注系统。将气血周流全身，起到濡养的作用。其次序是手太阴肺经在食指端流注于手阳明大肠经，并依次为：经鼻翼旁流注于足阳明胃经，经足大趾端流注于足太阴脾经，经心中流注于手少阴心经，经小指端流注于手太阳小肠经，经目内眦流注于足太阳膀胱经，经足小趾端流注于足少阴肾经，经胸中流注于手厥阴心包经，经手无名指端流注于手少阳三焦经，经目外眦流注于足少阳胆经，经足大趾端流注于足厥阴肝经，经肺中则流注于手太阴肺经，完成一个循环。

◎ 奇经八脉：人体中的湖泊

奇经八脉与十二正经不同，既不直属脏腑，又无表里配合关系，其循行别道奇行，故称奇经。奇经八脉互相交错地循行，对于十二经脉就好像一个湖泊，分别统摄有关经脉气血、协调阴阳。当十二经脉及脏腑气血旺盛时，奇经八脉就能够蓄积多余的气血；人体功能活动需要时，奇经八脉可以渗灌供应气血。

奇经八脉分别为督脉、任脉、冲脉、带脉、阴维脉、阳维脉、阴跷脉、阳跷脉。其中，督脉、任脉、冲脉这三条经脉，同是起源在人体的胞中，就像三胞胎一样，所以叫"一源三歧"。但是这个三胞胎各自延伸，每条经脉走行的方向都完全不一样，督脉行于腰背正中，上抵头面；任脉行于胸腹正中，上至颏部；冲脉与十二正经的足少阴肾经一同上行，最后环绕口唇。

除此之外，带脉是所有经脉中最特殊的一个，人体的其他经脉都是纵向的，唯独带脉起于胁下，横向环行腰间一周。阴维脉起于小腿内侧，沿着腿股内侧上行，到咽喉与任脉会合。阳维脉起于足跗外侧，沿着腿膝外侧上行，至颈部后面与督脉会合。阴跷脉起于足跟内侧，随着足少阴等经上行，到目内眦与阳跷脉会合。阳跷脉起于足跟外侧，随着足太阳等经上行，到目内眦与阴跷脉会合，沿着足太阳经上额，到颈后与足少阳经会合。

在奇经八脉中，冲脉、带脉、阴维脉、阳维脉、阴跷脉、阳跷脉六脉腧穴，都寄附于十二经与任脉、督脉之中，只有任、督二脉各有其所属腧穴，因此又与十二经相提并论，合称为"十四经"。

督脉，"督"有总管、统率的意思，督脉总管人体一身的阳气，人体的六条阳经都交会于此，而督脉又有调节全身阳经气血的作用，所以督脉被称为"阳脉之海"。

督脉起于胞中，下出会阴，主干主要循行在人体后背正中线和头正中线，就是顺着脊梁骨从下往上走，一直到嘴，与脑和脊髓都有密切联系。"脑为髓海"，"头为诸阳之会"，"背为阳"，督脉的循行特点决定了它对全身阳气具有统率、督领作用。平时要是能抬头挺胸，就能激发督脉的经气，使人看上去很有精、气、神。比如说大椎是手足三阳经和督脉交会的地方，因此，也被称为"诸阳之会"，可以用来治疗各种热病。督脉腧穴随其分布部位的不同，可以治疗各种脏腑疾病，如肛门部、阴器、肠腑、腰部、胞宫、膀胱、背部、胃、肺、心、头项部、鼻面部等病症。

督脉总督六条阳经，阳气有卫外的作用，也就是说可以保护我们的身体，因此，疏通督脉可以增强我们的抵抗力，不容易生病。

任脉为阴脉之海，可濡养周身，又由于任脉跟女子的生育功能有关，有调节月经、孕育胎儿的作用，是人体的生养之本。

任脉是人体奇经八脉之一，任脉的"任"字，有担任、妊养的含义。任脉循行于人的前正中线，凡精血、津液均为任脉所司，也就是说，任脉对全身阴经脉气有总揽的作用。如足三阴与任脉交会于中极、关元，阴维与任脉交会于天突、廉泉，冲脉与任脉交会于阴交，足三阴经脉上交于手三阴经脉。任脉的循行路线和人体的生殖系统相对应，而且从古至今这条经的穴位都是要穴，比如关元和气海，不仅能够强身健体，还能调节人的性激素的分泌，促进性功能的发达。

任脉不仅对诸多女性生殖系统疾病有治疗作用，还与人的衰老有密切的联系，在日常生活中注意保养任脉，疏通了任脉就达到了缓解衰老的神奇功效。这种说法并不是在夸大经络的作用。

◎ 十二经别：江河中别行的水道

如果说十二经脉是人体经络河流的主干，那么经别就是主要干道分出去的岔道，但相比于络脉来说，它仍然属于主要干道。十二正经，每条分出一条循行在身体较深部的经脉干线，于是便形成了十二经别。十二经别的循行方式主要是从正经经脉分出后经过躯干、脏腑、头顶等处，最后仍流回到正经经脉中，在循行过程中除了六阳经的经别均流回原来的阳经之外，六阴经的经别也均流入与其相表里的阳经，因此十二经别的主要作用，不仅是作为正经经脉循行的补充径路，而且还可以加强沟通互为表里的阴经与阳经的联系。

十二经别的循行特点，可以用"离、合、出、入"四个字来概括。十二经别多从四肢肘膝关节以上的正经别出（离），经过躯干深入体腔与相关的脏腑联系（入），再浅出体表上行头项部（出），在头项部，阳经经别合于本经的经脉，阴经的经别合于其表里的阳经经脉（合），由此将十二经别会合成6组，称为"六合"。

一合：足太阳与足少阴经别

（1）足太阳经别：从足太阳经脉的腘窝部分出，其中一条支脉在骶骨下5寸处别行进入肛门，上行归属膀胱，散布联络肾脏，沿脊柱两旁的肌肉到心脏后散布于心脏内；直行的一条支脉，从脊柱两旁的肌肉处继续上行，浅出项部，脉气仍注入足太阳本经。

（2）足少阴经别：从足少阴经脉的腘窝部分出，与足太阳的经别相合并行，上至肾，在十四椎（第二腰）处分出，归属带脉；直行的一条继续上行，系舌根，再浅出项部，脉气注入足太阳的经别。

二合：足少阳与足厥阴经别

（1）足少阳经别：从足少阳经脉在大腿外侧循行部位分出，绕过大腿前侧，进入毛际，同足厥阴的经别会合，上行进入季胁之间，沿胸腔里，归属于胆，散布而上达肝脏，通过心脏，挟食道上行，浅出下颌、口旁，散布在面部，系目系，当目外眦部，脉气仍注入足少阳经。

（2）足厥阴经别：从足厥阴经脉的足背上处分出，上行至毛际，与足少阳的经别会合并行。

三合：足阳明与足太阴经别

（1）足阳明经别：从足阳明经脉的大腿前面处分出，进入腹腔里面，归属于胃，散布到脾脏，向上通过心脏，沿食道浅出口腔，上达鼻根及目眶下，回过来联系目系，脉气仍注入足阳明本经。

（2）足太阴经别：从足太阴经脉的股内侧分出后到大腿前面，同足阳明的经别相合并行，向上结于咽，贯通舌中。

四合：手太阳与手少阴经别

（1）手太阳经别：从手太阳经脉的肩关节部分出，向下入于腋窝，行向心脏，联系小肠。

（2）手少阴经别：从手少阴经脉的腋窝两筋之间分出后，进入胸腔，归属于心脏，向上走到喉咙，浅出面部，在目内眦与手太阳经相合。

经别离入出合表

经别		别，入	胸腹部	出（颈项穴）	合（阳经）
一合	足太阳	入腘中，入肛（承扶）	属膀胱，散之肾，当心入散	出于项（天柱）	足太阳
	足少阴	至腘中，合太阳	至肾，系舌本至14椎出属带脉		
二合	足少阳	入毛际（维道），入季肋间	属胆，上肝，贯心，挟咽与别俱行	出颐颔中（天容）	足少阳
	足厥阴	至毛际，合少阳三合			
三合	足阳明	至髀，入腹里（气冲）	属胃，散脾，通心，循咽与别俱行，络咽，贯舌本	出于口（人迎）	足阳明
	足太阴	至髀，合阳明四合			
四合	手太阳	入腋	走心，系小肠	出于面（天窗）	手太阳
	手少阴	入腋（极泉）	属心，走喉咙		
五合	手少阳	入缺盆	走三焦，散胸中	出耳后（天牖）	手少阳
	手厥阴	下腋3寸入胸中（天池）	属三焦，循喉咙		
六合	手阳明	入柱骨	走大肠，属肺，循喉咙	出缺盆（扶突）	手阳明
	手太阴	入腋（中府）	入走肺，散大肠		

五合：手少阳与手厥阴经别

（1）手少阳经别：从手少阳经脉的头顶部分出，向下进入锁骨上窝。经过上、中、下三焦，散布于胸中。

（2）手厥阴经别：从手厥阴经脉的腋下3寸处分出，进入胸腔，分别归属于上、中、下三焦，向上沿着喉咙，浅出于耳后，于乳突下同手少阳经会合。

六合：手阳明与手太阴经别

（1）手阳明经别：手阳明经别：从手阳明经脉的肩髃穴分出，进入项后柱骨，向下者走向大肠，归属于肺；向上者，沿喉咙，浅出于锁骨上窝。脉气仍归属于手阳明本经。

（2）手太阴经别：从手太阴经脉的渊腋处分出，行于手少阴经别之前，进入胸腔，走向肺脏，散布于大肠，向上浅出锁骨上窝，沿喉咙，合于手阳明的经别。

◎ 十二皮部：抵御外邪的森林

十二经脉在体表有一定的循行分布范围，与之相应，全身的皮肤也被划分为十二个部分，称为"十二皮部"。故《素问·皮部论》中说："欲知皮部，以经脉为纪考，诸经皆然。"同时，皮部不仅是经脉的分区，也是别络的分区，它同别络，特别是浮络有着密切的关系。所以《素问·皮部论》又说："凡十二经络脉者，皮之部也。"

皮部作为十二经脉的体表分区，与经脉和络脉的不同之处在于：经脉呈线状分布；络脉呈网状分布；而皮部则着重于面的划分。其分布之范围大致上属于该经络循行的部位，且比经络更为广泛。皮部在体表的分布如下。

手太阴肺经皮部：循手太阴肺经分布于足部、下肢、腹部。

手厥阴心包经皮部：循手厥阴心包经分布于手部、上肢。

手少阴心经皮部：循手少阴心经分布于手部、上肢。

手阳明大肠经皮部：循手阳明大肠经分布于手部、上肢、颈部、足部。

手少阳三焦经皮部：循手少阳三焦经分布于手部、上肢、肩部、颈部。

手太阳小肠经皮部：循手太阳小肠经分布于手部、上肢、肩部。

足阳明胃经皮部：循足阳明胃经分布于足部、胸腹部、颈部、面部。

足少阳胆经皮部：循足少阳胆经分布于足部、下肢、颈部、头部。

足太阳膀胱经皮部：循足太阳膀胱经分布于足部、下肢、腰背部、头部。

足太阴脾经皮部：循足太阴脾经分布于胸腹部、股部、足部。

足厥阴肝经皮部：循足厥阴肝经分布于足部、胸腹部。

足少阴肾经皮部：循足少阴肾经分布于足部、下肢、腹部。

皮部位居人体最外层，是机体的卫外屏障，当外邪侵犯时，皮部就像森林抵御风沙一样，发挥其保卫机体、抗御外邪的功能。当机体卫外功能失常时，病邪可通过皮部深入络脉、经脉以至脏腑。正如《素问·皮部论》所说："邪客于皮则腠理开，开则邪入客于络脉，络脉满则注入经脉，经脉满则入合于脏腑也。"反之，当机体内脏有病时，亦可通过经脉、络脉而反映于皮部，根据皮部的病理反应而推断脏腑病证，所以皮部又有反映病候的作用。

除此之外，还可以根据皮部理论来确定治疗原则和方法，达到治病效果。比如，外感疾病多为六淫邪气侵犯肌表，表邪不解则由表入里，同样里证也可出表。根据皮部理论，邪在表当发汗，以防病邪沿经络传变入里，发展为里证。若邪已入里，则亦可由里达表，使其通过皮部而解。在临床上，常见的某些皮肤疾患如疹、斑等的外病内治，即是皮部理论在临床上的应用。中医针灸临床常用的皮肤针（七星针、梅花针）、皮内针、穴位贴药治疗等均是通过皮部与经脉络脉乃至脏腑气血的沟通和内在联系而发挥作用的。

由于手三阴三阳皮部与络脉在上肢，足三阴三阳皮部与络脉在下肢，而在临床实践中进行望色及切肤时，上下同名经络皮部是相通的，故称作"上下同法"，所以十二皮部归为六经皮部，并专门加以命名。《素问·皮部论》云："阴阳之阳，名曰害蜚，上下同法，视其部中有浮络者，皆阳阴之络也。"其他经皮部皆以此论述。少阳经皮部名枢持；阳明经皮部名害蜚；太阳经皮部名关枢；厥阴经皮部名害肩；太阴经皮部名关蛰；少阴经皮部名枢儒。此六经皮部名称和理论与经络根结终始理论相关，从而形成关、阖、枢理论。

六经皮部名称对应表

六经	太阳	阳明	少阳	太阴	少阴	厥阴
皮部名	关枢	害蜚	枢持	关蛰	枢儒	害肩

在临床治疗中，除用药物贴敷等方法治疗皮肤病外，主要是在针灸、按摩治疗中，通过皮部、经脉的接受力学和热学的轻微物理性刺激，从而激发人体经络系统协调阴阳、调整虚实的作用而治疗疾病。无论体针、耳针、足针、面针、头皮针、皮肤针，或者艾灸、拔罐、挑刺、割治、药熨、水浴、蜡疗、泥疗等，都是首先作用于皮部的理疗方法。现代的一些治疗仪也是如此。

◎ 十二经筋：被河流滋养的土地

何谓经筋？"经"即十二经脉，"筋"为肌肉的总称。十二经筋是十二经脉之气濡养筋肉骨节的体系，是十二经脉的外周连属部分。经筋具有约束骨骼、屈伸关节、维持人体正常运动功能的作用，正如《素问·痿论》所说："宗筋主束骨而利机关也。"如果说十二经脉似地上的十二条河流，那么十二经筋就是被河流滋养的土地。

经筋分布于外周，不入脏腑，有"起"有"结"，数筋结于一处为"聚"，散布成片称"布"。十二经筋各起于四肢末端，结聚于关节和骨骼，分布部位与十二经脉的外行部分相类似。阳经之筋分布在肢体的外侧，分为手足三阳；阴经之筋分布在肢体的内侧，并进入胸腹腔，但是不联络脏腑，不像经脉有脏腑络属关系，因此，经筋的命名只分手足阴阳而不连缀脏腑名称。其中，手三阳之筋结于头脚，手三阴之筋结于胸膈，足三阳之筋结于目周围，足三阴之筋结于阴器。

经筋的分布，同十二经脉在体表的循行部位基本上是一致的，但其循行走向不尽相同。经筋的分布，一般都在浅部，从四肢末端走向头身，多结聚于关节和骨骼附近，有的进入胸腹腔，但不属络脏腑。其具体分布如下。

1. 足太阳经筋

起于足小趾，向上结于外踝，斜上结于膝部，在下者沿外踝结于足跟，向上沿跟腱结于腘部，其分支结于小腿肚（腨外），上向腘内侧，与腘部另支合并上行结于臀部，向上挟脊到达项部；分支入结入舌根；直行者结于枕骨，上行至头顶，从额部下，结于鼻；分支形成"目上网"（即上睑），向下结于鼻旁，背部的分支从腋行外侧结于肩髃；一支进入腋下，向上从缺盆出，上方结于耳行乳突（完骨）。又有分支从缺盆出，斜上结于鼻旁。

2. 足少阳经筋

起于第四趾，向上结于外踝，上行沿胫外侧缘，结于膝外侧；其分支起于腓骨部。上走大腿外侧，前边结于"伏兔"，后边结于骶部。直行者，经季胁，上走腋前缘，系于胸侧和乳部，结于缺盆。直行者，上出腋部，通过缺盆，行于太阳筋的前方，沿耳后，上额角，交会于头顶，向下走向下颌，上结于鼻旁。分支结于目外眦，成"外维"。

3. 足阳明经筋

起于第二、三、四趾，结于足背；斜向外上盖于腓骨，上结于膝外侧，直上结于髀枢（大转子部），向上沿胁肋，连属脊椎。直行者，上沿胫骨，结于膝部。分支结于腓骨部，并合足少阳的经筋。直行者，沿伏兔向上，结于股骨前，聚集于阴部，向上分布于腹部，结于缺盆，上颈部，挟口旁，会合于鼻旁，上方合于足太阳经筋——阳明为"目下网"（即下睑）。其中分支从面颊结于耳前。

4. 足太阴经筋

起于大足趾内侧端，向上结于内踝；直行者，络于膝内辅骨（胫骨内踝部），向上沿大腿内侧，结于股骨前，聚集于阴部，上向腹部，结于脐，沿腹内，结于肋骨，散布于胸中；其在里的，附着于脊椎。

5. 足少阴经筋

起于足小趾的下边，同足太阳经筋并斜行内踝下方，结于足跟，与足太阳经筋会合，向上结于胫骨内踝下，同足太阴经筋一起向上，沿大腿内侧，结于阴部，沿脊里，挟膂，向上至项，结于枕骨，与足太阳经会合。

6. 足厥阴经筋

起于足大趾上边向上结于内踝之前。沿胫骨向上结于胫骨内踝之上，向上沿大腿内侧，结于阴部，联络各经筋。

7. 手太阳经筋

起于手小指上边，结于腕背，向上沿前臂内侧缘，结于肘内锐骨（肱骨内上踝）的后面，进入并结于腋下，其分支向后走腋后侧缘，向上绕肩胛，沿颈旁出走足太阳经筋的前方，结于耳后乳突；分支进入耳中；直行者，出耳上，向下结于下颌，上方连属目外眦。还有一条支筋从颌部分出，上下颌角部，沿耳前，连属目外眦，上额，结于额角。

8. 手少阳经筋

起于无名指末端，结于腕背，向上沿前臂结于肘部，上绕上臂外侧缘上肩，走向颈部，合于手太阳经筋。其分支从下颌角处进入，联系舌根；另一支从下颌角上行，沿耳前，连属目眦，上额，结于额角。

9. 手阳明经筋

起于食指末端，结于腕背，向上沿前臂外侧，结于肩髃；其分支，绕肩胛，挟脊旁；直行者，从肩髃部上颈；分支上面颊，结于鼻旁；直行的上出手太阳经筋的前方，上额角，络头部，下向对侧下颌。

10. 手太阴经筋

起于手大拇指上，结于鱼际后，行于寸口动脉外侧，上沿前臂，结于肘中；再向上沿上臂内侧，进入腋下，出缺盆，结于肩髃前方，上面结于缺盆，下面结于胸里，分散通过膈部，到达季胁。

11. 手厥阴经筋

起于手中指，与手太阴经筋并行，结于肘内侧，上经上臂内侧，结于腋下，向下散布于胁的前后；其分支进入腋内，散布于胸中，结于膈。

12. 手少阴经筋

起于手小指内侧，结于腕后锐骨（豆骨），向上结于肘内侧，再向上进入腋内，交手太阴经筋，行于乳里，结于胸中，沿膈向下，系于脐部。

◎ 十五络脉：流在山谷中的溪水

络脉是由经脉分出行于浅层的支脉，络脉的主干脉被称为别络，共有15条，由手足三阴三阳经在腕踝关节上下各分出一支络脉，加上躯干部任脉之络、督脉之络及脾之大络所组成，故又称十五别络、十五络脉。从别络往下，还会分出许多细小的络脉，被称为孙络，即《灵枢》中所谓的"络之别者为孙"。另外，在全身络脉中，浮行于浅表部位的称为"浮络"，它分布在皮肤表面，其主要作用是输布气血以濡养全身。

十五别络分别以十五络所发出的腧穴命名，其中十二经的别络均从本经四肢肘膝关节以下的络穴分出，走向其相表里的经脉，即阴经别走于阳经，阳经别走于阴经，加强了十二经中表里两经的联系，沟通了表里两经的经气，补充了十二经脉循行的不足。任脉、督脉的别络以及脾之大络主要分布在头身部。任脉的别脉从鸠尾分出后散布于腹部；督脉的别络从长强分出后散布于头，左右别走足太阳经；脾之大络从大包分出后散布于胸胁，分别沟通了腹、背和全身经气。

1. 手太阴络脉——列缺

起始于手腕上部列缺穴两肌肉分歧处，与手太阴经相并而行，散布于手大鱼的边缘部（鱼际），由腕后1寸半（即列缺）处走向手阳明经。此络脉病候分为虚实两证：实证为手掌热；虚证为呵欠，气短，或尿频、遗尿等。

2. 手少阴络脉——通里

起始于腕横纹后1寸半（通里）处，由此向上与手少阴经并行于浅层，沿经脉而进入心中，联系舌根部，又联属于眼睛的根部；在掌后1寸半（通里）处走向手太阳小肠经。此络脉病候分为虚实两证：实证为胸胁及膈上撑胀不舒；虚证为不能言。

3. 手厥阴络脉——内关

在腕横纹后2寸（内关）处，于掌长伸肌腱与拇长伸肌腱之间分出，然后沿着手厥阴经循行部之浅层上行，联系心包络。此络脉病候分为虚实两证：实证为心痛；虚证为头项强直。

4. 手太阳络脉——支正

于腕横纹上5寸（支正）处出来后向内注入于手少阴经；另一支沿手太阳经之浅层上行至肘关节部，再上行络于肩髃穴处。此络脉病候分为虚实两证：实证为肘关节弛缓而不得屈伸，肘关节痿废；虚证为皮肤生赘疣，小的如同指间生的疥结痂。

5. 手阳明络脉——偏历

在腕横纹上3寸（偏历）处分出来后进入手太阴肺经；另一支沿上肢行于手阳明经浅层，上行至肩髃穴处，然后上行至面部颊侧屈曲处，即下颌角部，遍布于下齿中；另一支则入于耳中会合聚集于耳的宗脉。此络脉病候分为虚实两证：实证为龋齿、耳聋；虚证为牙齿寒凉、胸膈气塞不畅等。

6. 手少阳络脉——外关

在腕横纹上2寸（外关）处分出来后向上绕过前臂外侧上行，注入于胸中会合手厥阴经至心包络。此络脉病候分为虚实两证：实证为肘关节部疼挛；虚证为肘关节部纵缓不收，即不能屈。

7. 足太阳络脉——飞扬

在踝关节上7寸（飞扬）处分出后走向足少阴经。此络脉病候分为虚实两证：实证为鼻塞流涕，头背疼痛；虚证为鼻流清涕和鼻出血。

8. 足少阳络脉——光明

在踝关节以上5寸（光明）处分出后走向足厥阴经脉，向下络于足背部。此络脉病候分为虚实两证：实证为厥冷；虚证为痿躄，即筋肉萎缩或萎软无力，坐而不能站起。

9. 足阳明络脉——丰隆

在踝关节上8寸（丰隆）处分出后走向足太阴经脉；另一支沿胫骨外缘上行于同名经脉之浅层，直达头项部，会合诸经脉之气，向下络于喉部。此络脉病候分为气逆及虚实证：气逆，指本络脉之气上逆则喉痹，卒瘖，即喉部诸疾引起气塞不通之症，故常突然音哑；实证为狂证和癫证；虚证为足胫屈伸不得，胫部肌肉枯萎。

10. 足太阴络脉——公孙

在第一跖趾关节后1寸（公孙）处分出后走向足阳明经脉；另一支则沿同名经脉浅层上行直络于肠胃。此络脉病候分为气逆及虚实证：气逆，即本络脉厥气上逆时则病发霍乱；实证为肠中切切而痛；虚证则腹

部鼓胀。

11. 足少阴络脉——大钟

从大钟穴由足少阴经脉分出，在踝关节后面绕过足跟后走向足太阳经脉。另一支则与足少阴经相并行于浅层，上行走于心包之下，向外则贯穿腰脊部。此络脉病候分为气逆及虚实证：气逆证则心烦胸闷不舒；实证则小便不通或淋漓不尽；虚证为腰痛。

12. 足厥阴络脉——蠡沟

在踝关节内侧以上5寸（蠡沟）处分出后走向足少阳经脉；另一支沿着同名经脉的浅层经过胫骨内侧上行至睾丸处，结聚于阴茎。此络脉病候分为气逆及虚实证：气逆证为睾丸肿大，猝然发生疝气病；实证为阴器挺长不收；虚证为阴囊突然瘙痒。当取蠡沟穴治之。

13. 任脉之络——尾翳

由任脉之鸠尾穴上面分出后下行至鸠尾穴后再散络于腹部。此络脉病候分为虚实两证：实证为腹壁皮肤疼痛；虚证为腹壁皮肤瘙痒。

14. 督脉之络——长强

从长强穴处由督脉分出，然后在脊柱两旁肌肉边上上行，直达项部，散络于头上。下面则在肩胛部左右有分支走向足太阳经脉，穿入于脊柱两旁肌肉之内。此络脉病候分为虚实两证：实证为脊柱强直；虚证为头部沉重。

15. 脾之大络——大包

在腋窝部下3寸的渊腋穴（足少阳）下方3寸处分出后散布于胁肋及胸侧。此络脉病候分为虚实两证：实证为全身疼痛；虚证为各关节皆弛缓。

◎ 腧穴：运输气血的中转站

腧穴是人体输注气血、反映病候、防治疾病的重要部位。"腧"就是传输的意思，"穴"说明这个部位存在着空隙，所以一般都用"穴位"来称呼。实际上，穴位就是每条经络上最突出的地方，穴位对经络的重要就如同经络对于人体的重要。它位于经脉之上，而经脉又和脏腑相连，穴位、经脉和脏腑之间就形成了立体的联系。当然，穴位就成了这个相互联系的体系中最直接的因素，通过穴位来发现身体存在的问题，更可以利用它们来治疗疾病，保持身体的健康。

按照中医基础理论，人体穴位主要有四大作用，首先它是经络之气输注于体表的部位；其次它还是疾病反映于体表的部位，当人体生理功能失调的时候，穴位局部可能会发生一些变化，比如说颜色的变红或者变暗，或者局部摸起来有硬结或者条索状的东西，等等；再者我们可以借助这些变化来推断身体到底是什么部位出了问题，从而协助诊断；最后，当人体出现疾病的时候，这些穴位还是针灸、推拿、气功等疗法的刺激部位，当然我们也可以用这些穴位来预防疾病的发生。

有专家说，正是由于腧穴的发现，才最终确立了经络学说，这种说法是有一定道理的。在远古时代，没有医生，没有医院，没有先进的设备，更没有灵丹妙药，当我们的祖先身体不舒服的时候，发现在病痛的局部按按揉揉，或者用小石头刺刺，小木棍扎扎，就能减轻或者消除病痛。其实这种"以痛为腧"的取穴方式，就是腧穴的原型。后来通过实践活动，古代人对腧穴有了进一步的认识，知道了按压哪个位置能起到什么样的治疗作用，为了便于记忆，便于交流，还给它们起了名字。在公元前 1 世纪的时候，有名字的穴位大概有 160 个。

随着对穴位主治功能认识的不断积累，古代医家发现这些穴位不是孤立的，这些穴位位于"经络"——能量的通路上，通过经络与脏腑相通。历代医家不断整理，到了清代，有名的穴位一共有 361 个，包括 52 个单穴，309 个双穴。这 361 个穴位位于十二经和任、督二脉之上，有固定的名称和固定的位置。这也是我们现代人常说的"经穴"，或者"十四经穴"。

在这 361 处经穴中，有 108 个要害穴。要害穴中有 72 个穴一般采用按摩手法点、按、揉等不至于伤害人体，其余 36 个穴是致命穴，就是我们俗称的"死穴"。严格地说这 36 个致命穴，平常按摩不会有任何不良影响。所谓致命是指超乎正常的意外重力，造成了极大的打击。死穴又分为软麻、昏眩、轻和重四穴，每类都有 9 个穴，一共是 36 个致命穴。有些文学作品中甚至说，在生死搏斗中为"杀手"使用，还有歌诀做了描述："百会倒在地，尾闾不还乡；章门被击中，十人九人亡；太阳和哑门，必然见阎王；断脊无接骨，膝下急亡身。"

还有一些穴位，也有自己的名字，有固定的位置，但是却不属于十四经，它们属于另外一个系统，那就是"经外奇穴"，简称"奇穴"，其中也包括许多近代发现并获得认可的新穴，比如说四缝、八风、十宣、定喘等。常用的奇穴有 40 个左右。

其实还有一类穴位，没有固定的名字，也没有固定的位置，这就是"阿是穴"。相传在古时有中医为病人治病，但一直不得其法。有一次无意中按到病者某处，病者的痛症得到舒缓。医者于是在该处周围摸索，病者呼喊："啊……是这里，是这里了。"医者加以针灸，果然使疾病好转。于是把这一个特别的穴位命名为"阿是穴"，其实就是病痛局部的压痛点或者敏感点，这种叫法最早见于唐代。

可以看出，人们对腧穴的认识是不断发展的，关于究竟有多少穴位这个问题，也是在不同时代有着不同的答案。

第四章
特效穴位，为日常养生注入神奇力量

◎ 百会穴：养胃降压找百会

中医认为：头为精明之府、百脉之宗，人体的十二经脉都汇聚在此，是全身的主宰。百会穴位于头顶部正中央，有"三阳五会"之称（即足三阳与督脉、足厥阴肝经的交会穴），是人体众多经脉汇聚的地方，是头部保健的重要大穴，它能够通达全身的阴阳脉络，连贯所有的大小经穴，是人体阳气汇聚的地方，有开窍醒脑、固阳固脱、升阳举陷的功效。

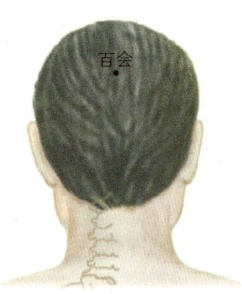

百会穴

可以说，百会穴既是长寿穴又是保健穴，此穴经过锻炼，可开发人体潜能，增加体内的真气，调节心脑血管系统功能，益智开慧，澄心明性，轻身延年，现代临床上常用于治疗休克、遗尿、神经衰弱、抑郁症、竞技综合征、眼睑下垂、舞蹈病、精神分裂症、鼻炎、鼻窦炎、脚气等。

百会穴有一个很特别的作用就是可以治疗胃下垂，每天用手指在百会穴上旋转按摩30～50下，就可以很好地提升胃气，防治胃下垂。在按摩的时候可以微微闭上眼睛，慢慢感觉，随着按摩的时间加长，会感到头顶处微微发胀。按摩结束之后，睁开眼睛，会感到眼睛很明亮舒适。

百会穴还有一些妙用，首先是降血压。手掌紧贴百会穴呈顺时针旋转，每次做36圈，可以宁神清脑，降低血压。其次为美发。用食指或

中指按压百会穴，逐渐用力深压捻动，然后用空拳轻轻叩击百会穴，每次进行3分钟。这样可以促进血液循环，增强头皮的抵抗力，从而减少脱发断发。它和正确的疏通方式一样关键，比如梳头时应顺着毛囊和毛发的自然生长方向，切忌胡乱用力拉扯。因为头部有督脉、膀胱经、胆经等多条经脉循行，所以最好顺着经络的循行梳头，这样轻而易举就能调理多条经脉了。

在日常生活中，百会穴的保健方法主要有以下4种：

（1）按摩法：睡前端坐，用掌指来回摩擦百会至发热为度，每次108下。

（2）叩击法：用右空心掌轻轻叩击百会穴，每次108下。

（3）意守法：两眼微闭，全身放松，心意注于百会穴并守住，意守时以此穴出现跳动和温热感为有效，时间约10分钟。

（4）采气法：站坐均可，全身放松，意想自己的百会穴打开，宇宙中的真气能量和阳光清气源源不断地通过百会进入体内，时间约10分钟。

【教你快速找穴位】

百会穴很容易就能找到，将双耳向前对折，取两个耳朵最高点连线的中点，即前后正中线的交点就是。或者将大拇指插进耳洞中，两手的中指朝头顶伸直，然后就是环抱头顶似的，两手指按住头部。此时两手中指尖相触之处，就是百会穴。用指施压，会感到轻微的疼痛。

◎ 四白穴：护眼美白好帮手

四白穴是人身体一个重要的穴位。四，数词，指四面八方，亦指穴所在的周围空间；白，可见的颜色、肺之色也。该穴名意指胃经经水在本穴快速气化成为天部之气。本穴物质为承泣穴传来的地部经水，其性温热，由地部流至四白时，因吸收脾土之热而在本穴快速气化，气化之气形成白雾之状充斥四周，且清晰可见，故名。

四白穴有一个重要的作用，就是缓解眼疲劳。随着电脑、网络等办公自动化系统的普及，工作的紧张、休息不足，容易导致眼部疲劳。在感觉疲劳的时候，除了给予适当的休息外，按摩四白穴进行刺激，也是舒缓疲劳的好方法。使用双手的食指，略微用力进行按压；时间与次数：每次持续按压 3 秒，10 次为 1 组，早、中、晚各 1 组。

四白穴还能治疗色盲症。色盲症是眼底网膜的视觉细胞异常，无法区分色彩。可将这种情形视为并非视觉细胞异常而只是发育迟缓。这种状况只能刺激视觉细胞，使其发达，那就是按揉四白穴。用中指指腹按压四白穴，一面吐气一面用食指强压 6 秒钟。指压时睁眼和闭眼都可以。

因为四白穴在眼的周围，坚持每天点揉能很好地预防眼花、眼睛发酸发胀、青光眼、近视等眼病，还可以祛除眼部的皱纹。

除此之外，四白穴有"美白穴""养颜穴"之称，很多人不太相信，养颜美白靠这么一个小小的穴位就能实现吗？你不妨每天坚持用手指按压它，然后轻轻揉 3 分钟左右，一段时间以后，观察一下脸上的皮肤是不是变得细腻，而且比以前白了。四白穴也可用来治疗色斑，如果再加上指压人迎穴（位于前喉外侧 3 厘米处，在这里能摸到动脉的搏动），一面吐气一面指压 6 秒钟，重复 30 次。每天坚持，一段时间后，脸部的小皱纹就会消失，皮肤会变得更有光泽。这就是经络通畅的神力。

按摩四白穴时，为增强效果，首先要将双手搓热，然后一边吐气一边用搓热的手掌在眼皮上轻抚，上、下、左、右各 6 次，再将眼球向左右各转 6 次。此外，还可以通过全脸按摩祛除眼角皱纹，四白穴和睛明穴、丝竹空穴、鱼腰穴这些穴一起按摩，效果会更好。

【教你快速找穴位】

四白穴在眼眶下面的凹陷处。当你向前平视的时候，沿着瞳孔所在直线向下找，在眼眶下缘稍下方能感觉到一个凹陷，这就是四白穴。

◎ 迎香穴：鼻炎鼻塞特效穴

迎香穴，别名冲阳穴，是大肠经的穴位，故有宣肺通窍的作用。而且，这个穴对于增强鼻子功能，强化鼻黏膜对于外界不好空气的抵抗力都有很好的作用。"不闻香臭从何治，迎香两穴可堪攻"，就是古人对迎香穴最好的治疗总结。可以说，所有跟嗅觉和鼻子有关的疾病，都可以用这个穴位调治。尤其是治疗鼻炎、鼻塞，效果极为明显。

那么，究竟迎香穴在什么位置呢？其实非常好找，准确的位置是鼻翼的两旁。由于它就在鼻子的两旁，所以想要打通鼻窍，让呼吸通畅就没有比迎香再适合的了。

刺激迎香穴的方法也非常简单，用拇指和食指同时放在鼻翼的两侧，也就是迎香穴的位置，掐住鼻子，同时屏住呼吸，间隔5秒钟后，放松手指，进行呼吸。反复进行多次就可以达到刺激迎香穴的作用。

迎香穴可以使鼻子的功能得到强化，鼻黏膜也会增强抵抗炎症的能力，当然鼻炎也就不会再犯。但是实际上只通过刺激迎香穴的方法会让很多鼻炎严重的人感到效果不明显，这是因为这类人群其鼻子和肺脏的功能都相应地丧失了一部分，所以在进行治疗的时候就会不敏感。那么只要能配合足部的鼻子和肺的反射区，就会避免这样的事情发生。每天先在足部按摩刺激一下反射区，感到作用敏感的时候，再进行迎香穴的治疗，这样一个立体的综合治疗就建立起来了，鼻子和肺脏逐渐增加敏感性，功能也会慢慢地恢复。

所以想要鼻炎永远不存在，那么就记住迎香穴，辅助足部的反射区按摩，只要坚持一段时间，就能发现一窍不通已经变得窍窍通畅，呼吸也变得畅通无阻，嗅觉也越来越敏锐。

此外，患者平时应加强锻炼，适当进行户外活动，增强抵抗力。要注意营养，多吃维生素丰富的食物，保持大便通畅。患者用拇指、食指在鼻梁两边按摩，每天数次，每次几分钟，

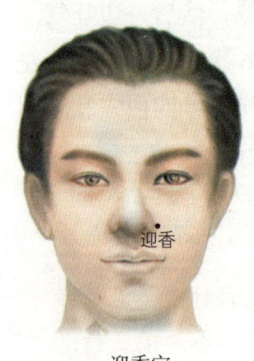

迎香穴

令鼻部有热感，就会具有保健预防的作用。

【教你快速找穴位】

迎香穴位于人体的面部，在鼻翼旁约1厘米皱纹中。取穴时一般采用正坐或仰卧姿势，眼睛正视，在鼻孔两旁五分的笑纹（微笑时鼻旁八字形的纹线）中取穴。用食指的指腹垂直按压穴位，有酸麻感。

◎ 人中穴：醒神开窍急救穴

人中，又名水沟，位于鼻柱下，属于督脉，同时又是任、督二脉的交会处，在人中沟的上 1/3 与下 2/3 的交点处，具有醒神开窍、调和阴阳、镇静安神、解痉通脉等功用。在古代，这个穴位也叫"寿宫"，就是说长寿与否看人中；还叫"子停"，就是将来后代的发育情况如何也要看人中，因为人中是阴经和阳经的沟渠，从它可以看出阴阳的交合能力如何。

在古代的相面学中，人中是一个重要的观察点，讲究人中要长、宽、深。如果人中平、短、浅，好好地休息几天就可以改善，人中的沟渠会慢慢变深。人中的深浅可以修，但是长短不能改变。古代相面时认为，人中特长的人会做官，而且长寿，后代的发育也会比较好，因为这样的人阴阳交合的能力比较强，后代比较强壮，他的精力也比较旺盛，能操心很多事。如果人中是歪的，说明阴阳交合出了问题，会出现腿痛或者脊背痛的问题。

人中在我们身体上就类似于"120"的作用，是个重要的急救穴，手指掐或用针刺该穴位就是简单有效的急救方法，可以用于治疗中暑、头晕、昏迷、晕厥、低血压、休克等。但是按压人中进行急救，时间、力度和按压手法都有讲究。如果是轻度的头昏或中暑，可以用指肚按揉人中穴，每次持续数秒，按揉 2~3 分钟一般即可缓解症状。如果病人已经晕厥、昏迷，则应该用指甲掐或针刺人中穴，适当的节律性刺激最为合适：每分钟掐压或捻针 20～40 次，每次持续 0.5～1 秒，持续 1～2 分钟即可。指掐人中穴是在模拟针刺效果，力度不要过大，以稍用力为宜。

需要注意的是，掐或针刺人中只是一种简便的应急措施，病人家属还应及时与医院联系，进一步抢救，以免延误病情。

为什么刺激人中就能让晕倒的人醒过来呢？在中医看来，人突然晕倒的原因可能就是阴阳失和，掐人中就是在刺激任、督二脉，这是人体最重要的阴阳二脉，从而达到阴阳交合，人自然也就醒过来了。

在西医看来，刺激人中，一是具有升高血压的作用，血压是主要生命指征之一，任何原因造成的血压过低都会危及生命。在危急情况下，升高血压可以保证各脏器的血液供应，维持生命活动。二是刺激人中对另一主要生命指征——呼吸活动也有影响，适当的节律性刺激有利于节律性呼吸活动的进行。不管怎样，人中的重要性毋庸置疑，在遇到突发情况时使用，可能会挽救我们的生命。

【教你快速找穴位】

人中穴位于人体鼻唇沟偏上的位置，将鼻唇沟的长度分成 3 等份，从上往下的 1/3 就是人中穴所在的位置。

◎ 听宫穴：耳朵聪灵听力佳

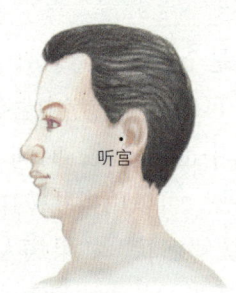

听宫

听宫穴

听宫穴，别名多所闻穴、多闻穴。听，闻声也。宫，宫殿也。从中医经络学角度讲，穴位是经络气血输注出入的关键部位，听宫穴是手足少阳和手太阳三经脉之会，是气血汇聚的关键穴位，就如同宫殿是众人汇聚之地一样，故称"听宫"。

在临床上，听宫穴主治耳聋、耳鸣、三叉神经痛、头痛、目眩头昏、聤耳、牙痛、癫狂痫。尤其是对于耳鸣，效果非常显著。

心开窍于耳，肾开窍于耳，足少阳胆经入耳，手太阳小肠经路过耳——耳朵这个部位可以说相当于四省通衢的地方，多条经络及脏腑之气在这里交会，通常情况下这些不同的气保持相对的平衡状态，这样耳朵才能正常工作。如果某日某种诱因把这个平衡状态打破了，那么耳朵的疾病也就来了。像耳中轰鸣这样的情况，是足少阳胆经中进入耳朵里的离火之气太多了，寒气来了，火气自消，所以治疗得打运行太阳寒水之气的小肠经的主意，因此选择听宫穴。

　　有些人会觉得耳朵边上总有知了鸣叫声，或者是火车轰鸣声，这就是耳鸣。这种情况多出现在中老年朋友的身上，而且很多情况下这种声音持续不断，影响听力，影响睡眠，让人很苦恼。听宫穴主要用来治疗耳部的各种疾患，尤其是治疗因为火旺导致的耳中轰鸣的效果很好。如果你身边的朋友正为此苦恼，你可以告诉他坚持按摩听宫穴，每天按摩，按摩的时间和力度以自己能够承受为度，多多益善，慢慢地就会发现这个问题消失了。

【教你快速找穴位】

　　听宫穴位于头部侧面耳屏前部，耳珠平行缺口凹陷中，耳门穴的稍下方即是。或者下颌骨髁状突的后方，张口时呈凹陷处。

◎ 俞府穴：调动肾经通气血

　　俞府穴，别名腧中穴。俞府，俞，输也；府，体内脏腑也。该穴名意指肾经气血由此回归体内。本穴是肾经体内经脉与体表经脉在人体上部的交会点，或中穴传来的湿热水汽在本穴散热冷凝归降地部后由本穴的地部孔隙注入肾经的体内经脉，气血的流注方向是体内脏腑，故名俞府穴。

　　腧中者，其意与俞府同，中指内部。肾经的气血物质运行变化是体内气血由涌泉穴外出体表，经水汽化而上行，自大钟穴之后则是寒湿水汽吸热上行，自大赫穴始则是受冲脉外传之热而水湿之气散热上行，自幽门穴始是受胸部外传之热而上行，在灵虚穴肾经气血达到了温度的最高点，自灵虚至俞府的经脉气血是降温吸湿而下行。

生活中，有些人总是饿了也不想吃饭，或是总感觉倒不上气来，觉得老打嗝儿，就是老有逆气上来。这些都是肾不纳气造成的，需要及时把气血调上来。经常按揉此穴，就可以调动肾经的气血到上边来。

一些中年女性还常有这样的症状：就是嗓子里像有一个东西，像有痰，但吐又吐不出来，咽又咽不下去，照X线片又什么都没有，就是感觉有个梅子的核卡在嗓子里，就是梅核气。通过按俞府穴可以得到缓解，同时按摩太溪、复溜穴把整个气血都运转起来，效果更明显。

还有一些女性朋友常会感觉脚心发凉，中医认为，脚心发凉必是气血循环不畅造成的，用力点按俞府穴，几分钟过后就会觉得脚心发热，不凉了。这样坚持一段时间可以达到痊愈效果。

此外，如果我们碰到有人气喘突然发作的时候，也可以指压胸骨旁的俞府及膻中，可以起到一定的治疗效果。

【教你快速找穴位】

俞府穴位于人体的上胸部，人体正面中线左右3指宽，锁骨正下方。

◎ 中脘穴：温中健胃助消化

中脘穴，别名上纪穴、胃脘穴、大仓穴、太仓穴、胃管穴、三管穴、中管穴、中腕穴。中，指本穴相对于上脘穴、下脘穴二穴而为中也。脘，空腔也。该穴名意指任脉的地部经水由此向下而行。本穴物质为任脉上部经脉的下行经水，至本穴后，经水继续向下而行，如流入任脉下部的巨大空腔，故名。

中脘穴有调胃补气、化湿和中、降逆止呕的作用。据《针灸甲乙经》记载："胃胀者腹满胃脘痛，鼻闻焦臭妨于食，大便难，中脘主之，亦取章门。"又载："伤忧思气积，中脘主之。"《玉龙歌》也说："黄疸四肢无力，中脘、足三里。"现代根据实验观察发现，艾灸中脘穴后能使胃的蠕动增强，幽门立即开放，胃下缘轻度提高，空肠黏膜皱襞增深、肠动力增强。艾灸中脘有利于提高脾胃功能，促进消化吸收和增强人的抵抗力，对于胃脘胀

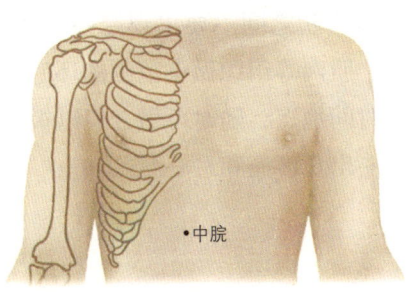

中脘穴

痛、呕吐、吞酸、食欲不振等有较好疗效。

一般来说，艾灸中脘穴可采用 4 种方法，下面我们一一进行介绍。

（1）艾炷直接灸。每次最好保持在 3 ~ 5 壮，艾炷一般要小一些，并且要用无瘢痕灸，通常每 3 ~ 5 日灸 1 次。

（2）艾炷隔姜灸。每次 5 ~ 7 壮，艾炷可以略大一些，如青豆大小，隔日 1 次，这种方法对于胃中虚寒怕冷的人尤其合适。

（3）艾条悬起灸。以温和灸为主，每次最好保持在 20 分钟左右，隔日 1 次，连续 1 ~ 2 个月方可收效。

（4）温灸器灸。每次温灸的时间需要稍长一些，大约 30 分钟，每日 1 次即可，但如果是在冬季，天气比较寒冷，或者自身虚寒较重，也可以每日灸 2 次。20 天为 1 个疗程。间歇 2 ~ 3 天再灸，连灸 2 ~ 3 个月。

一些上了年纪的人会觉得胃肠的功能特别的差，吃什么也不消化，还会感到胃部经常出现疼痛，或者是恶心干呕，闹肚子也是家常便饭。这种情况就需要艾灸的时候选择一下方法了，因为老年人一般都会阳气不足，而对寒凉的刺激就会非常敏感。所以在艾灸的时候一定要选择隔姜灸，选择比较新鲜的姜，切成合适的薄片，不要太薄，然后在姜片上扎几个孔，选在中脘穴和神阙穴上，对准姜片进行艾灸。随着姜的药气进入体内，到达胃部，寒凉的感觉就会消失，而消化不良等现象就会逐渐得到改善。

除了艾灸之外，摩揉法也是中脘穴的常用保健方法，即用双掌重叠或单掌按压在中脘穴上，顺时针或逆时针方向缓慢行圆周推动。注意手

下与皮肤之间不要出现摩擦，即手掌始终紧贴着皮肤，带着皮下的脂肪、肌肉等组织做小范围的环旋运动。使腹腔内产生热感为佳。操作不分时间地点，随时可做，但以饭后半小时做最好，力度不可过大，否则可能出现疼痛和恶心。

【教你快速找穴位】

本穴位于腹部正中线，脐上4寸。

◎ 神阙穴：腹部健康守护神

脐，位于腹部正中央凹陷处，是新生儿脐带脱落后，所遗留下来的一个生命根蒂组织，属于中医经络系统中任脉的一个重要穴位——神阙穴。

对神阙穴名含义的解释，主要有两种：一种是指神之所舍其中，即生命力所在处；另一种是指神气通行出入的门户，为胎儿从母体获取营养的通道，维持胎儿的生命活动。

人体先天的禀赋与这个穴位关系密切，古人有"脐为五脏六腑之本""元气归脏之根"的说法。

肚脐皮薄凹陷，无皮下脂肪组织，皮肤直接与筋膜、腹膜相连，很容易受寒邪侵袭，但同时也便于温养，故神阙穴历来是养生要穴。

肚脐是最怕着凉的地方。肚脐和腹部的其他部位不同，脐下无肌肉和脂肪组织，血管丰富，作为腹壁的最后闭合处，皮肤较薄，敏感度高，具有渗透性强、吸收力快等特点。因屏障功能较差，它在人体又属相对虚弱之地，易受凉而染风寒。

睡眠时要注意脐部的保暖，以免引起腹泻或感冒。尤其对于年轻女性而言，特别是经期女性，血管处于充血状态，穿露脐装最易因受凉而使盆腔血管收缩，导致月经血流不畅，时间长了会引起痛经、经期延长、月经不调等。此外，穿着露脐装会使腰腹部裸露，容易受冷热的刺激引起胃肠功能的紊乱，导致病菌的入侵，出现呕吐、腹痛、腹泻等胃肠系统疾病。脐部肌肤较娇嫩，易于受损，脐眼又容易汇集污垢，如不小心也会引起感染。

按摩脐部可促进胃肠蠕动，有助于消化吸收，大便溏泻者可调，秘结者可通。仰卧，两腿弓起，先以右掌心按于脐部，左掌放于右手背上，顺时针轻轻按摩 36 圈。然后，换左掌心按于脐部，右掌放于左掌手背上，逆时针轻轻按摩 36 圈。

每晚睡前空腹，将双手搓热，掌心左下右上叠放贴于肚脐处，逆时针做小幅度的揉转，每次 20～30 圈，也可起到温养神阙穴的作用。

经常坚持揉按肚脐，可以健脑、补肾、帮助消化、安神降气、利大小便，促进肝脏肾脏的新陈代谢，使人体气血旺盛，对五脏六腑的功能有促进和调整作用，可以提高人体对疾病的抵抗能力。

【教你快速找穴位】

神阙穴，位于脐窝正中。

◎ 肩井穴：舒肩养脾揉肩井

肩井穴属于足少阳胆经，别名膊井、肩解穴。肩，指穴位在肩部；井，指地部孔隙。"肩井"是指胆经的地部水液从这个穴位流入地部，有祛风清热、活络消肿的功效。平时精神太集中或者压力太大的时候，颈部会不自主地往前探，这时候整个肩部就会拘谨、收紧，造成肩部肌肉过度紧张，或者是痉挛，按揉肩井穴会感到放松舒服，头晕头痛都能得到缓解。

在肩井治疗里，除了按揉肩井穴外，还有一个方法很好，即拇指和四指并拢放在肩部，捏起来，再放下去，再捏起来，这样反复做，会感到肩部很舒服。

除肩部疲劳外，很多工作的人会感觉全身疲劳、困倦、气色不足，这种情况往往是脾虚导致。脾虚表现为腹胀、无食欲、消化功能差、倦怠、疲劳，头晕，四肢无力，大便稀溏，怕冷，面色萎黄，腹泻，肥胖

水肿，女性还可能出现月经不调。判断脾虚最简单的方法，是从镜子里看自己舌头边上是否有齿痕，舌头胖瘦如何，有无白色的苔，颜色是否正常，身体是否疲劳。

可用肩井穴缓解疲劳提高脾气，与大包穴配合治疗。大包穴是脾经最终末的一个穴位，叫脾之大络。脾为后天之本，气血生化之源，气血生发出来以后，由这个大络把它散布到身体的各个地方去，如果脾的整个运化有问题了，就找大包。该穴位深部相对应的器官有胸膜腔、肺、膈、肝（右侧）、胃（左侧），故不可深刺。

首先双拳相握，对在一起，然后放到腋窝下，一般是放到与乳头相平的位置，用拳顶在这个地方，顶住的时候，拳的手指缝隙刚好顶到肋骨的缝隙，以这里为支点，往里稍微用力一点，转肩，顺时针转、逆时针转都可以。这个方法其实是以大包为支点清理肩井穴，因为自己很难摸到肩井穴。这个动作让肩部转起来，刺激到了大包穴，也刺激到了肩井穴。在做这个动作的时候，若能转肩以后再收肩，坚持10秒钟，然后仰头，坚持10秒钟放松，再转2分钟，如此反复，就连颈椎都锻炼了。

【教你快速找穴位】

肩井穴位于大椎穴与肩峰连线中点，肩部最高处。低头时，颈部后方会突出一块骨头，肩井穴就在这块骨头与肩膀末端连接线的中间点。

◎ 大椎穴：消炎退热是良方

大椎又名百劳穴，是督脉、手足三阳经、阳维脉之会，有"诸阳之会"和"阳脉之海"之称。这个穴位在背部的最高点，背部就是阳面的，所以大椎是阳中之王。如果怕冷，那是因为身体的阳气不足，那么我们就要在大椎施行艾灸，就能起到升阳之效。

我们这样说，大家就以为大椎穴仅仅是补阳的，那可就大错特错了。专家指出："（大椎）还可清脑宁神，增强智力，调节大脑功能。现代研究发现，大椎穴具有良好的消炎，退热，解痉，消除黄疸，预防流脑、流感，增加白细胞的作用。"事实上，一些相关资料也记载，大椎穴有解表、疏风、散寒、温阳、通阳、清心、宁神、健脑、消除疲劳、增强体质、强壮全身的作用。而现代研究则发现，艾灸大椎穴可以治疗感冒发热、百日咳、支气管炎、肺炎、肺结核、肺气肿、中暑、肝炎、黄疸、血液病、白细胞减少、脑炎、脑脊髓膜炎、咽炎、淋巴结炎、扁桃体炎、乳腺炎、乳腺增生、发际疮、疔疮、丹毒、静脉炎、风疹、荨麻疹、神经衰弱、神经分裂症、颈椎病、湿疹、银屑病、痤疮、面部黄褐斑等病症。

艾灸大椎穴，采用艾条和艾炷都可以，如果是艾条灸，最好采用悬起灸，每次温和灸 15～20 分钟，以局部潮热微红为度，通常灸一次之后需要隔 1～2 日再灸。如果是艾炷灸，则须取麦粒大小的艾炷直接在穴位上施灸，每次 5～7 壮为宜，最好是发疱或无瘢痕灸，每周灸 1 次即可。

和身柱穴一样，大椎穴也是儿童的保健大穴，它对于小儿麻痹后遗症、小儿舞蹈病、小儿百日咳等多种病症都有奇效。长期使用本穴，还可有效治疗体内寄生虫、扁桃体炎、尿毒症等病。如果孩子不配合艾灸，父母可以采用按摩的方法，先让孩子背坐或俯卧，大拇指指尖向下，用指腹或指尖按揉；或者屈起食指在穴位上刮，效果会更好。每次按揉 2～3 分钟即可。

刺激大椎穴还有一个简易的方法，就是找个背部健身器材，用后背正中线挨着左右移动，这样会刺激到督脉上的很多穴位，是提升阳气的好方法。

【教你快速找穴位】

大椎穴位于后正中线上，第七颈椎棘突下凹陷中。

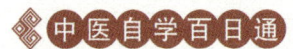

◎ 心俞穴：防治心病有绝招

心俞是足太阳膀胱经的要穴，还是心的背俞穴。心，心室也；俞，输也。心俞穴名意指心室中的高温湿热之气由此外输膀胱经，具有宽胸理气、宁心安神、通调气血、散发心室之热的功效。

在临床上，心俞穴常用来治疗心阴虚。我们知道，气为血之帅，血为气之母，血在经络中的流通要靠气的推动，而气也要靠血来当它的运载工具，二者是相辅相成、不可分割的。所以，当心血阴虚的时候，气就没有可以搭载的工具了，不能运行到全身各处，出现诸如心慌、气短等症状也就不奇怪了。另外，"心主神明"，在心气血两虚的情况下，心脏的功能必然会下降，那么它就没有足够的力量去控制人的精神意志了，人也就相应出现精神恍惚、注意力不集中等症状。所以，当出现心阴虚的症状时，一定要注意补心血。在人体的经穴中，补心血的最佳穴位是心俞。

因此，当心阴虚时，就可以灸一灸心俞穴。其方法为：艾条悬灸，或艾炷直接灸，每次 10～20 分钟，每日 1 次，5～7 天为 1 个疗程，间隔 2 天可进行下一个疗程，症状消失或明显缓解之后即可停止，因为心脉调整之后进入良性循环，可借助自我调节获得健康。这种方法主要针对的是素质较好的青壮年，偶然出现健忘或精神恍惚等亚健康症状的，如果是长期失眠、精神迟钝，或病症虽暂时出现，但却很严重，则可加配神门穴，以增强疗效，方法同心俞。当然，还有更严重的一种情况，那就是年老体弱者，属于"真虚"，这些患者大多伴有食欲不振、形体疲惫、面色萎黄、腰酸腿软等症状，此时仅仅灸心俞来安神定志还远远不够，应加补脾的穴位，如脾俞、肾俞、气海等。

除了上述功效之外，灸心俞还可防治心肌炎、冠心病。当然，这种方法只能作为一种辅助疗法，而不能替代药物。其方法为：艾条悬灸心俞、肾俞、关元三穴，每穴每次 10～20 分钟，每日 1 次，或隔日 1 次，10 次为 1 个疗程，每月 1 个疗程，感觉心温热为度。除了艾灸，按摩心俞也可缓解症状，尤其是对于老年心肌炎患者，其方法为：患者脱掉上衣后，趴在平板床上，双下肢并拢，双上肢放入肩平横线上。术者或家属可利用双手大拇指直接点压该穴位，患者自觉局部有酸、麻、胀感觉时，术者开始以顺时针方向按摩，坚持每分钟按摩80次，坚持每日按摩2~3次，一般按摩5次左右，可起到明显疗效，再按摩2~3天可起到治疗效果。在治疗期间，患者应杜绝烟酒及任何辛辣刺激性食物，可以多吃些新鲜蔬菜和水果及豆制品和海产品。另外，坚持每晚用热水泡脚25分钟，可促进身体早日康复。

【教你快速找穴位】

心俞穴位于人体的背部，当第五胸椎棘突下，左右旁开2指宽处（或左右约1.5寸）。

◎ 足三里穴：人体第一长寿穴

足三里是足阳明胃经的主要穴位之一，它具有调理脾胃、补中益气、通经活络、疏风化湿、扶正祛邪之功能。"三里"是指理上、理中、理下。胃处在肚腹的上部，胃胀、胃脘疼痛的时候就要"理上"，按足三里的时候要同时往上方使劲；腹部正中出现不适，就需要"理中"，只用往内按就行了；小腹在肚腹的下部，小腹上的病痛，得在按住足三里的同时往下方使劲，这叫"理下"。

从古至今，人们一直非常重视足三里穴的保健作用，中医有"肚腹三里留"的说法。现代人通常气血不足，身体处于亚健康状态，这在很大程度上都是受了消化不好的影响。胃肠功能不好，人体的吸收能力就弱，吃进身体里的食物经常因为无法吸收而直接排出，营养得不到充分利用，身体自然就不好。所以，每天用手指揉上5分钟，坚持十来天，食欲就会有改善，身体也会明显感觉舒服。

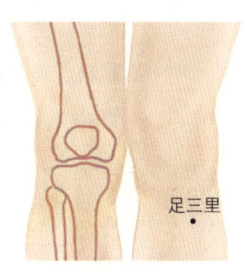

足三里

足三里穴

按揉足三里穴能预防和减轻很多消化系统的

常见病，如胃十二指肠球部溃疡、急性胃炎、胃下垂等，解除急性胃痛的效果也很明显，对于呕吐、呃逆、嗳气、肠炎、痢疾、便秘、肝炎、胆囊炎、胆结石、肾结石绞痛以及糖尿病、高血压等，也有很好的作用。

按揉足三里要遵循"寒则补之，热则泻之"的原则，如果胃部不适或病症是因为受了寒气，手法上的指腹方向就得往上，如果是暴饮暴食而引起的胃痛、腹部不舒服，手法上的指腹方向就得往下，通过泻法来排出淫邪之气。按压时，用大拇指指腹稍用力，分别对准两腿足三里穴，先按顺时针方向旋转按压50次后，再按逆时针方向按压50次，至皮肤有热感，症状消失。病症严重者按这个方法，每天进行3次左右的按压，连续两三天，胃痛症状就会明显减轻。

刺激足三里也可用艾灸，就是把艾炷直接放在穴位上面灸，皮肤上面不放置任何导热的东西。这样对提高人体自身免疫力有好处，对于那些由于机体免疫力下降导致的慢性疾病效果很好，比如哮喘。每星期艾灸足三里穴1～2次，每次灸15～20分钟，艾灸时让艾条离皮肤2厘米，灸到局部的皮肤发红，缓慢地沿足三里穴上下移动，注意不要烧伤皮肤。

还可以用手或按摩锤经常按揉敲打足三里，每次5～10分钟，做到使足三里穴有一种酸胀、发热的感觉即可。

总之，不管使用哪种方法，一定要每天都坚持，并按要求去做。每天花上几分钟就能换来身体健康，非常值得。

【教你快速找穴位】

从下往上触摸小腿的外侧，右膝盖的膝盖骨下面，可摸到凸块（胫骨外侧髁）。由此再往外，斜下方一点之处，还有另一凸块（腓骨小头）。这两块凸骨以线连接，以此线为底边向下作一正三角形。而此正三角形的顶点，正是足三里穴。

◎ 涌泉穴：益寿延年养肾穴

涌泉穴是足少阴肾经的第一个穴位。涌，外涌而出也。泉，泉水也。古人把经脉比作河川，气血就好像是流淌其中的水流，人体有很多与水相关的穴位名称，比如说"肩井""太溪""涌泉"等。这些穴位名称形象地描述出了气血的状态。《黄帝内经》中说："肾出于涌泉，涌泉者足心也。"意思是说：肾经之气犹如源泉之水，自此不断涌出，流向全身各处。这就是涌泉穴的意思。

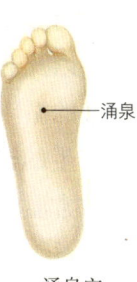

涌泉穴

涌泉穴不仅是肾经的起始穴位，同时也是心、肾两条经相交接的地方，因此涌泉穴可以治疗和肾、心有关的多种疾病。肾为先天之本，是人体生命的原动力，五脏六腑要想正常工作，都离不开肾，所以肾经和肾的功能联系非常广泛，作用非常强大。涌泉穴的功能自然也很强大，可以补肾填精、益髓壮骨，可以治疗肾及其经脉循行部位的病症，以及与肾有关的肝、脾、胃、心、肺等脏腑及骨、髓、脑的病症。具体来讲，有失眠健忘、头晕眼花、烦躁不安、精力减退、倦怠乏力、腰膝酸软、耳鸣耳聋，以及妇科病、男科病、神经衰弱、高血压、低血压、便秘、腹泻、咽喉肿痛等几十种病，这比任何一种药物的功能都强大，而且绝对安全，没有副作用。

涌泉穴是身上常用的穴位，而且有"长寿穴"之称。这里还有个小故事：相传在古代广东、福建地区曾有瘴气流行，这是一种有毒的气体，能引起疟疾，很多人都得病了甚至因此而丧生，但有个武将却多年安然无恙，而且面色红润，腰腿轻快。后来人们终于发现了其中的秘密，原来，他每天清晨就起床打坐，盘腿而坐，两脚脚心相对，把双手擦热后不停地摩擦涌泉穴，直到身体微微出汗为止。之后，很多人都仿效他，不仅很少得病，而且就连多年的老毛病也不治而愈。

按摩涌泉穴之所以能防治各种疾病，尤其是老年性的哮喘、腰膝酸软、头痛头晕、便秘等病效果较明显，这是因为：第一，人体的经络系统内连脏腑，外络肢体，沟通了人体的内外上下，涌泉穴是肾经的第一

个穴，也是心经和肾经交接的地方，按摩涌泉穴就可以达到对肾、肾经及全身起到整体性调节的目的。第二，人体的双脚有着丰富的末梢神经，以及毛细血管、毛细淋巴管等，通过按摩，可以促进局部血液、淋巴液的循环，从而对全身的新陈代谢起到促进作用。第三，由按摩时摩擦产生的热感半身对身体也是一种良性刺激。俗话说："若要老人安，涌泉常温暖。"说明了对涌泉的热刺激可以改善身体状态，对老年人尤其有益。

涌泉穴在人体养生、防病、治病、保健等各个方面都显示出它的重要作用。经脉就像是一条大河，每条河流都有自己的发源地，涌泉就是肾经的源头。别小看这涓涓细流，这里涌出的可是生命的力量，滋养着身体，这里就是生命的泉眼。

【教你快速找穴位】

在人体的脚底，不算脚趾的部分，脚掌的前1/3那里有个凹陷，这就是涌泉穴的位置。你可以看一下脚底，会发现在脚掌前1/3处，有个像"人"字一样的纹路，在这个"人"字的交叉位置的凹陷处就是涌泉穴。

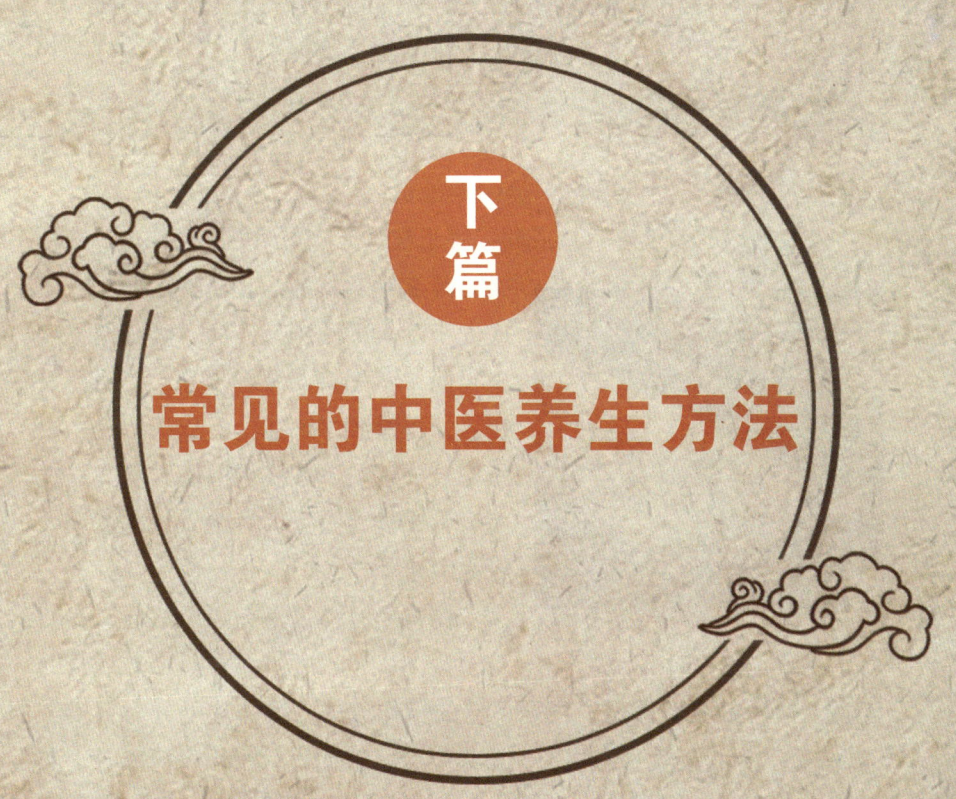

下 篇

常见的中医养生方法

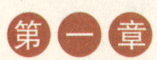

艾灸：传承千年的神奇中医疗法

◎ 艾灸常用疗法及注意事项

◆ 艾炷灸：艾叶苦辛，能回垂绝之阳

艾炷灸就是将艾炷直接或间接置于穴位上施灸的方法。那么，艾炷

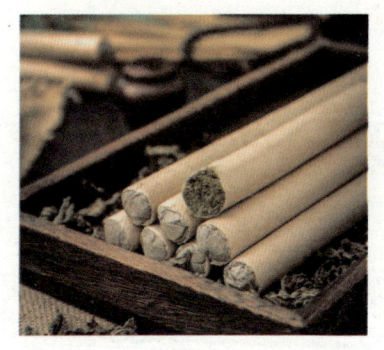

又是什么呢？其实，艾炷就是把艾绒做成大小不等的圆锥形艾团，其制作方法也很简单：先将艾绒置于手心，用拇指搓紧，再放到平面桌上，以拇、食、中指捻转成上尖下圆底平的圆锥状。麦粒大者为小炷，蚕豆大者为大炷，黄豆大者为中炷。

在施灸时，每燃完一个艾炷，我们叫作一壮。施灸时的壮数多少、艾炷大小，可根据疾病的性质、病情的轻重、体质的强弱而定。根据不同的操作方式，艾炷灸可分为直接灸（着肤灸）和间接灸（隔物灸）两大类。一般而言，用于直接灸时，艾炷要小些；用于间接灸时，艾炷可大些。下面，我们为大家分别详细介绍：

1. 直接灸

即把艾炷直接放在皮肤上施灸，以达到防治疾病的目的。这是灸法中最基本、最主要且常用的一种灸法。古代医家均以此法为主，现代临床上也常用。根据对皮肤的刺激程度，直接灸又分为无化脓灸、发疱灸、化脓灸3种。

（1）非化脓灸。施灸时多用中、小艾炷，可在施灸穴位的皮肤上涂少许石蜡油或其他油剂，使艾炷易于固定，然后将艾炷直接放在穴位上，用火点燃尖端。当患者有灼热感时，用镊子将艾炷夹去，再更换新艾炷施灸。灸治完毕后，可用油剂涂抹，以保护皮肤。此法适用于一般虚寒证及眩晕、皮肤病等。

（2）发疱灸。用小艾炷施灸，等艾火烧到皮肤，病人感到皮肤稍微灼痛时，再继续 3~5 秒钟，此时施灸处皮肤出现一块比艾炷略大的红晕，且有汗出，隔 1~2 小时就会发疱，不需挑破，任其自然吸收，如水疱较大，可用消过毒的毫针点刺数孔，放出液体，局部涂些紫药水即可。一般短期内留有色素沉着，不遗留瘢痕。此法适用于哮喘、肺结核、瘰疬和肝硬化腹水等。

（3）化脓灸。用小艾炷直接安放在穴位上施灸，施灸前要选择平整而舒适的体位，在相关穴位上涂些蒜汁后，安放艾炷点燃施灸，待艾炷燃尽后方可除去艾灰，更换新炷再灸。每次换新炷时，需重新涂蒜汁。在施灸过程中，当艾燃烧近皮肤，患者感到灼痛时，可用手轻轻拍打施灸部位四周，以减轻疼痛。灸毕，可在施灸部位敷贴灸疮膏药（淡膏药）或一般膏药，封护灸疮，大约 1 周可化脓形成灸疮，化脓期每天换药 1 次，5~6 周结痂愈合，结痂脱落后遗留瘢痕。本法一般多用于四肢穴位，临床常用于治疗哮喘、慢性肠胃病、肺痨、瘰疬、痞块、癫痫、发育障碍等慢性疾病，以及皮肤溃疡日久不愈、痣、疣、鸡眼和局限难治的皮肤病，另对高血压、中风的防病保健也有较好作用。

2. 间接灸

即在艾炷与皮肤之间垫上某种药物而施灸，具有艾灸与药物的双重作用，加之本法火力温和，患者易于接受，故广泛应用于内、外、妇、儿、五官科疾病。间接灸根据其衬隔物品的不同，可分为多种灸法。

（1）隔姜灸。用厚约 0.3 厘米的生姜一片，在中心处用针穿刺数孔，上置艾炷放在穴位上施灸，病人感觉灼热不可忍受时，可用镊子将姜片向上提起，衬一些纸片或干棉花，放下再灸，或用镊子将姜片提举稍离皮肤，灼热感缓解后重新放下再灸，直到局部皮肤潮红为止。此法简便，易于掌握，一般不会引起烫伤，可以根据病情反复施灸，对虚寒病症，如腹痛、泄泻、痛经、关节疼痛等，均有疗效。

（2）隔蒜灸。取新鲜独头大蒜，切成厚约 0.3 厘米的蒜片，用细针于中间穿刺数孔，放于穴位或患处，上置艾炷点燃施灸。艾炷如黄豆大，每灸 4～5 壮更换蒜片，每穴 1 次灸足 7 壮。也可取适量大蒜，捣成泥状，敷于穴上或患处，上置艾炷点燃灸之。本法适用于治疗痈、疽、疮、疖、蛇咬、蝎蜇等外伤疾患。

（3）隔盐灸。用于脐窝部（神阙穴）施灸。操作时用食盐填平脐孔，再放上姜片和艾炷施灸。若患者脐部凸起，可用水调面粉，搓成条状围在脐周，再将食盐放入面圈内隔姜施灸，本法对急性腹痛吐泻、痢疾、四肢厥冷和虚脱等证，具有回阳救逆之功。

（4）隔葱灸。把葱白切成厚约 0.3 厘米的葱片，或把葱白捣如泥状，敷于脐中及四周，或敷于患处，不要太厚，上置大艾炷施灸，一般灸治5～7 壮，自觉内部温热舒适，不觉灼痛为度。本法适用于虚脱、腹痛、尿闭、疝气及乳腺炎等。

（5）隔附子灸。取熟附子用水浸透后，切片厚约 0.3 厘米，中间用针穿刺数孔，放于穴位或患处，上置艾炷点燃灸之。或将附子切细研末，用黄酒调和做饼如 1 元硬币大，厚约 0.4 厘米，中间扎孔，放于穴位上置艾炷灸之。本法适用于各种阳虚病症，如阳痿、早泄、遗精以及疮疡久溃不敛或一些阴虚性病症。

（6）隔胡椒饼灸。取白胡椒末加适量面粉，用水调制成 1 元硬币大、厚约 0.3 厘米，中间按成凹陷的圆药饼，再取丁香、肉桂、麝香各等份，共研细末，用药末填平凹陷，放于施灸穴位，上置艾炷点燃，施灸 5～7 壮，以局部温热舒适为度。本法可治风寒湿痹、局部麻木不仁、胃寒呕吐及腹痛诸证，亦可用于治疗湿疹、顽癣等皮肤病。

（7）隔鸡子灸。取鸡蛋 1 个，煮熟，对半切开，取半个（去蛋黄）盖于患处，于蛋壳上置艾炷，以局部感觉热痒为度。本法适用于发背、痈疽初起诸证。

（8）隔豆豉饼灸。取豆豉（或加花椒、生姜、青黛、葱白各等份）

适量捣烂，用黄酒调制成直径约 2 厘米、厚约 0.3 厘米的药饼，中间扎数孔，放在施灸穴位上置艾炷灸 3～5 壮。施灸中如豉饼被烧焦，可更换新饼再灸。本法适用于痈疽发背、顽疮恶疮、肿硬不溃或溃后不收口，疮面黯黑。

（9）隔胡椒灸。将白胡椒研末，加适量白面粉，用水调和制成圆饼，约 0.1 厘米厚，中央按成凹陷，内置药末适量（丁香、肉桂、麝香等），上置艾炷灸之。每次用艾炷灸 5～7 壮，以觉温热舒适为度。本法适用于治疗风湿痹痛及局部麻木不仁等。

（10）隔黄土灸。以黄色黏土做成泥饼，中间扎数孔，贴于患处，上置艾炷灸之。本法适用于湿疹、白癣及其他因湿毒而致的皮肤病。

（11）隔巴豆饼灸。取不去油巴豆 10 粒（或加黄连末适量）研细末加面粉少量，用水调制药饼放脐中，上置艾炷点燃施灸，也可与隔蒜灸合用，灸毕以温湿纱布擦净施灸处皮肤，避免药物刺激起疱。本法适用于治疗食积、泄泻、腹痛、胸痛、小便不通等症，也可用于水肿和肥胖症。

以上为艾炷灸的几种常见灸法，除此之外尚有隔韭菜灸、隔甘遂灸、隔皂角灸、隔陈皮灸、隔蓖麻仁灸等多种，总之根据不同的病症采用不同的间隔物。

◆ 艾条灸：调整人体机能，提高身体免疫力

艾条灸是目前人们最为常用的灸法，因其方便、安全、操作简单，最适于进行家庭自我保健和治疗。艾条灸又可分为无间隔物和有物衬垫两大类，前者一般称为悬起灸，后者称为实按灸。另外，悬起灸又分为温和灸、雀啄灸、回旋灸，实按灸又分为太乙神针和雷火神针等。下面我们为大家分别介绍。

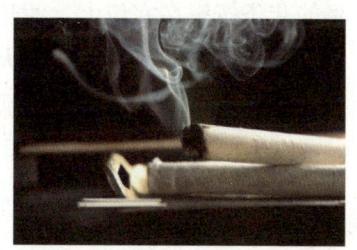

1. 悬起灸

将艾条点燃后在穴位或病变部位进行熏灸的方法，又称艾卷灸法。根据艾条灸

的操作方法，分为温和灸、雀啄灸和回旋灸3种。

（1）温和灸。施灸者手持点燃的艾条，对准施灸部位，在距皮肤3厘米左右的高度进行固定熏灸，使施灸部位温热而不灼痛。一般每处需灸5分钟左右，温和灸时，在距离上要由远渐近，以患者自觉能够承受为度，而对于小儿施行温和灸时，则应以小儿不会因疼痛而哭叫为度。也有用灸架将艾条固定于施灸处上方进行熏灸，可同时在多处进行灸治。本法有温经散寒、活血散结等作用，对于神志不清、局部知觉减退的患者及小儿施灸时，术者可将另一只手的食、中两指分置于施灸部位两侧，通过术者的手指感觉局部皮肤的受热程度，以便调节施灸距离，防止烫伤。进行温和灸时应注意周围环境的温凉度，以免因袒露身体而致伤风感冒。

（2）雀啄灸。施灸者手持点燃的艾条，在施灸穴位皮肤的上方约3厘米处，如鸟雀啄食一样做一上一下的活动熏灸，而不固定于一定的高度，一般每处熏灸3~5分钟。本法多用于昏厥急救及小儿疾病，作用上偏于泻法。注意向下活动时，不可使艾条燃及皮肤，及时掸除烧完的灰烬，此外还应注意艾条移动速度不要过快或过慢，过快则达不到目的，过慢易造成局部灼伤及刺激不均，均影响疗效。

（3）回旋灸。施灸者手持燃着的艾条，在施灸部位的上方约3厘米高度，根据病变部位的形状做速度适宜的上下、左右往复移动或反复旋转熏灸，使局部3厘米范围内的皮肤温热而不灼痛。适用于呈线状或片状分布的风湿痹痛、神经麻痹等范围稍大的病症。

2. 实按灸

实按灸是在艾绒里面加入药物，将艾条点燃后，趁热用布或绵纸包裹的艾条按熨在穴位上，使热气渗入皮肉深部的一种灸法。它有多种类型，常见的有太乙神针、雷火神针等。

（1）太乙神针：是在艾绒中加入多种药物，如硫磺、乳香、没药等制成。

（2）雷火神针：和太乙神针类似，但药物组成略有不同，一般含有沉香、木香等药物。

太乙神针和雷火神针除了配方不同外，其制作、使用方法和作用大致相同。都可用于治疗风寒湿痹，各种瘀症、痛症、虚症、痿症，如附骨疽、闪挫疼痛等。

实按灸的主要操作方法：在施灸的穴位或部位上预先铺垫6—7层棉布或绵纸，将用于按熨的药艾条"太乙神针"或"雷火针"点燃后，直接在施灸部位上趁热按熨；或用6—7层棉布包裹住艾火，直接按熨在施灸穴位或部位上。若火熄灭，再次点燃艾条，按熨，每次治疗每穴按熨5—7次，也可同时多点燃几根艾条，交替使用，可保持火力的连续，使药力随火力持续不断地深入肌肤，加强治疗效果。

除此之外，艾条施灸时还须注意以下几点：艾绒易燃，在施完艾条灸后务必将艾条熄灭，避免引起火灾，治疗完毕后可用一瓶口直径与艾条直径相等的玻璃瓶将艾条燃着的一端插入瓶口，隔绝空气，即可熄灭；艾条积灰过多时，则须离开人体，吹去灰后再灸，使用艾条灸法时，可准备一个烟灰缸，以便及时掸落燃尽的灰烬，避免烫伤；施灸时应注意火与皮肤的距离，切勿烧伤皮肤。如出现烫伤，起小水疱时，不必做任何处理，待水疱自行吸收。大水疱则用消毒注射针头刺破，放出液体，再涂上龙胆紫，外用消毒纱布固定即可。

◆ 温针灸：严防艾火脱落，谨防烧伤

温针灸，又称温针、针柄灸或烧针柄等，是一种艾灸与针刺相结合的方法，适用于既需要留针，又需施灸的疾病。此法最早见于《伤寒论》，但具体方法不详。明代高武《针灸聚英》中说："近有为温针者，乃楚人之法。其法针于穴，以香白芷做圆饼，套针上，以艾蒸温之，多以取效。"近代已不用药饼承艾，在方法上也有一定改进。其适应证已不局限于风湿疾患，现以偏于寒性的一类疾病为主，如骨关节病、肌肤冷痛及腹胀、便

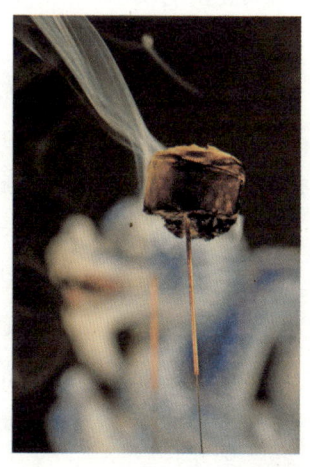

溏等。

温针灸流传已久，多年来江浙一带颇为盛行，现在全国各地都有人使用。此法有一举两得之妙，既达留针之目的，又加热于针柄，借针体而传入深部。其适应证很广，南方有些针灸医生，几乎每针必温，不扎白针（干针、冷针）。

施用温针灸时，应选用略粗的长柄针，一般在28号以下最好，长短适度，将针刺入穴位所在部位的肌肉深厚处，行针得气后，留针不动，针根与表皮相距2～3厘米为宜，在针柄上插入一段长1～2厘米的艾条（或将艾绒捏在针柄上），使其下端距离皮肤约3厘米高，或点燃下端（温针补法），或点燃上端（温针泻法），或同时点燃两端（温针平补平泻法），使热力通过针体传入穴内，传导至经脉脏腑，用以治疗寒滞经脉、气血痹阻一类的疾病。

施灸中如果不热，可将艾条（或艾绒）放得靠下一些，过热觉痛时，可将艾条（或艾绒）向上提一些，以觉温热而不灼痛为度。每次可烧3～5壮或更多。此法方便易行，但必须小心防止折针，因烧过多次之后，针最易从针根部位折断。此外，采用本法施灸时，应防止烫伤皮肤或烧坏衣物。当艾绒或艾条段燃尽后，还有一些余火，此时最易脱落造成烫伤或烧坏病人的衣物。可在施灸穴位周围垫上厚纸片，以防止烫伤或烧伤的发生。

近年来，采用帽状艾炷行温针灸的方法也比较盛行。帽状艾炷的主要成分为艾叶炭，类似无烟灸条，其长度为2厘米，直径1厘米，一端有小孔，点燃后可插于针柄上，燃烧时间为30分钟。因其外形像小帽，可戴于毫针上，故又称帽炷灸。帽炷温针灸，既无烟，不会污染空气，同时，它的作用时间又长，是一种较为理想的温针灸法。

电子温针灸是利用电热作用来替代艾炷、艾条使毫针发热行温针灸治疗疾病的一种灸法。施灸时，用毫针刺进预先选好的穴位或患处，施行手法得气后接通温针治疗机，每次灸治15～30分钟。适用于治疗颈椎病、骨质增生、关节痛、肩凝症、心痛偏瘫、下肢痹痛、哮喘、少腹痛、不孕症等。

◆ **天灸：灸除"内"毒，一身轻松**

天灸，近人称之为药物灸、发疱灸，是用一些对皮肤有刺激性、能引起发疱的药物敷贴于穴位或患处的一种无热源灸法。敷药后能使局部皮肤潮红、充血，甚至引起疱如火燎，故称灸。天灸所用药物大多是单味中药，但也有用复方的。常用的有毛茛、大蒜、斑蝥、白芥子、巴豆、细辛、吴茱萸、甘遂、天南星、蓖麻子等数十种。下面为大家简单介绍几种常用的天灸方法：

（1）毛茛叶灸：将鲜毛茛叶适量捣烂，敷贴于穴位或患处。初时皮肤有热辣感，继而局部潮红、充血，稍后出现水疱。敷灸时间为1～2小时。发疱后局部遗留色素沉着，以后可自行消退。常用于治疗疟疾（敷贴寸口、内关、大椎）、寒痹（敷贴局部）、急性结腹炎（与食盐和捣，敷于少商、合谷）等。

（2）斑蝥灸：施灸时先取一块胶布，中间剪一黄豆大圆孔，将胶布贴于穴位上，以暴露施灸穴位并保护周围皮肤，然后取斑蝥末适量（或甘油调和）置孔中，上面再用胶布固定，灸至局部发疱为度。或用95%的酒精浸泡斑蝥10日后，取药液涂抹患处。适用于顽癣、银屑病、神经性皮炎、麻痹、胃痛、黄疸等。孕妇忌用。

（3）白芥子灸：取白芥子末5～10克，用水或醋调为糊状，敷贴穴位上，再以油纸覆盖，胶布固定；或取白芥子末1克，置于直径3厘米的圆形胶布中央，直接贴在穴位上。敷灸2～4小时，以局部充血、潮红或皮肤起疱为度。可用于治疗关节痹痛、肺结核、口眼歪斜等。现在，临床常用复方白芥子敷灸（冬病夏治哮喘膏）治疗支气管哮喘和支气管炎。取白芥子、延胡索各21克，甘遂、细辛各12克，共研细末（为1人3次用量）。在夏季伏天施灸时，每次取药末1/3量用生姜汁调如糊膏状，并加麝香少许，分摊于6块直径3厘米的油纸上，分别敷于肺俞、心俞、膈俞处，用胶布固定，每次敷灸4～6小时。从初伏开始，每伏（10日）各敷灸1次，每年敷灸3次，连续治疗3年。

（4）旱莲草灸：取鲜旱莲草捣烂敷于大椎穴上，胶布固定。灸1～4小时，以局部皮肤充血潮红或起疱为度。可治疗疟疾。

（5）蒜泥灸：取紫皮大蒜适量，捣烂敷涌泉穴治疗咯血、吐血；敷合谷穴治疗扁桃体炎，敷鱼际治疗喉痹。一般敷灸 1～3 小时，以局部皮肤发痒、潮红或起疱为度。

（6）天南星灸：取天南星末适量，以生姜汁调成糊状，敷于颊车、颧髎穴，上用油纸覆盖，胶布固定，可治疗面瘫，左贴右，右贴左。

（7）威灵仙灸：取威灵仙嫩叶捣烂，加入少许红糖拌匀，敷贴足三里穴可治痔疮下血；敷贴身柱穴可治麦粒肿、结膜炎；涂擦还可治疗疥癣、神经性皮炎、痣、疣等。敷贴后如局部出现蚁爬感，应将药去除，以起疱为度，避免过度刺激。

（8）蓖麻仁灸：取蓖麻仁捣烂敷于涌泉穴，可治滞产及包衣不下；敷贴百会穴，可治胃下垂、脱肛、子宫脱垂；敷贴患侧颊车、下关、地仓，可治面瘫。

（9）细辛灸：取细辛末适量，用陈醋调敷于涌泉或神阙可治疗小儿口疮。

（10）吴茱萸灸：取吴茱萸末适量，用陈醋调敷涌泉穴可治高血压、口腔溃疡、小儿水肿。如加入黄连亦可治疗急性扁桃体炎。

（11）甘遂灸：取甘遂末少量敷贴肺俞穴治疗哮喘；敷贴大椎治疗疟疾；敷贴中极治疗尿潴留。也可以在甘遂中加入适量的面粉，用温开水调成糊状，敷贴在穴位上，再用油纸覆盖，胶布固定。

（12）马钱子灸：将适量马钱子切片或研成细末，敷贴颊车、地仓，可治疗面瘫。

（13）食盐灸：取细净食盐炒热待温，纳满脐窝，再取麸皮适量，加醋炒热，装入布袋放在脐部盐上敷灸，用来治疗脱证。

（14）半夏灸：取生半夏、葱白各等份，共捣烂如膏，敷贴患处，或制成栓剂塞入患侧鼻孔，每次 30 分钟，每天 2 次，可治疗急性乳痈。

（15）荆芥穗灸：取荆芥穗切碎炒热，装入布袋内敷灸患处，可治疗荨麻疹。

此外，还有葱白灸、巴豆霜灸、小茴香灸、芫花灸、鸦胆子灸、生附子灸、生姜灸、乌梅灸、五倍子灸、桃仁灸、川芎灸、透骨草灸、山楂灸、薄荷叶灸、蓖麻柄灸、丁桂散灸、椒豉膏灸、白胡椒丸灸、车桂散灸、桂术灸、鹅透膏灸、复方公丁香灸等。

◆ **艾灸的取穴原则与配穴方法**

　　只有依据经验、经络穴位理论，再结合临床实践，才能合理地选取适当的穴位，为正确施灸打下基础。采用灸法时，施灸穴位的选择，是以阴阳、脏腑、经络和气血等学说为依据的，其基本原则是"循经取穴"。在"循经取穴"的原则下，同时要结合病症反应局部取穴或对症取穴。这是灸法取穴的基本规则，可以单独使用或结合运用。

　　（1）循经取穴：是以经络理论为依据的取穴方法。某一经络或脏腑有病，就选该经脉或所病脏腑本经取穴施灸，也可取表里经、同名经或其他经络的腧穴配合使用。例如胃痛灸足三里，心绞痛灸内关，下肢外侧疼痛灸阳陵泉、悬钟、足临泣，都是在所病脏腑、经脉本经取穴，脾虚泄泻灸公孙、足三里穴则是表里经配合取穴的范例。

　　经络穴位还有远治作用，用艾灸作用在远离病痛的经穴，称之为远端取穴。人体许多穴位，尤其是四肢、关节上的穴位，不仅可以治疗局部病症，还能治疗远端病症。这种方法以提高全身机能为主，改善局部状况为辅。远部取穴具有调整全身的功能，激发经气流行的效果；对远端的穴位施灸能打通相关经络通道，清除积滞在患病处及关联区域的病理产物。远部取穴运用非常广泛，取穴时既可以取脏腑经脉的本经穴位，又可取与病变脏腑经脉相表里的经脉上的穴位或名称相同的经脉上的穴位。

　　（2）局部取穴：是指用艾灸直接作用在病痛的所在位置，或病痛临近之处取穴，以调整局部功能为主，提高全身机能为辅的取穴方法。局部取穴是根据每一穴位都能治疗所在部位的局部或邻近部位的病症这一特性，选取病症局部或邻近的穴位施灸。局部取穴具有改善病灶处血管和淋巴管功能的效果。局部取穴的应用非常广泛，凡是症状在体表表现明显的病症和较为局限的病症，均可使用此方法选取穴位，进行治疗。用艾灸给局部升温，能疏导患病处的血液循环和淋巴循环，增强局部的抗病能力，加速新陈代谢，促进渗出物的吸收，有助于减轻水肿和消退炎症。

局部取穴还包括在体表可见的病损部位，相应选取阿是穴或其他刺激点、刺激面施灸。如关节患处等都是按局部取穴原理施灸。

（3）随证取穴：亦叫对症取穴或辨证取穴，是指针对某些全身症状或疾病的病因病机而选取穴位。它是根据中医理论和腧穴的特殊功效提出的，与循经取穴和局部取穴有所不同。因为有许多全身性疾病难以判辨方位，如失眠、昏迷等，不适合采用循经取穴和局部取穴的方法，此时就必须根据病症的性质进行分析判断，弄清病症所属脏腑和经脉，再按照随证取穴的原则选取适当的穴位进行治疗。如对虚脱者急灸百会、气海、关元或神阙穴隔盐灸以温阳益气固脱。对急性腮腺炎患儿点灸角孙穴泻热消肿；对胎位不正灸至阴穴转胎等，都属随证取穴的范畴。根据《难经》提出的"腑会太仓，脏会季胁，筋会阳陵泉，髓会绝骨，血会膈俞，骨会大杼，脉会太渊，气会三焦外"的理论可知，这些腧穴与某一方面病症有密切关系，临床也可作为对症选穴的依据，例如血虚或慢性出血患者灸小肠俞，筋病灸阳陵泉，无脉症灸太渊等。

以上3种方法既可单独应用于临床，也可结合使用，还可针灸并用、拔罐与灸法并用。

配穴是根据病症的需要选取两个或两个以上，主治相同或相近并具有协同作用的穴位，加以配伍应用的方法。配穴时应处理好主穴与配穴的关系，配穴时应做到少而精，主次分明。配穴是否得当，直接影响治疗效果。常用的配穴方法主要包括本经配穴法、表里经配穴法、同名经配穴法、上下配穴法、前后配穴法和左右配穴法等。

（1）本经配穴法：某一脏腑、经脉病变而未涉及其他脏腑时，即选取该病变经脉上的穴位，配成处方进行治疗。如肺病咳嗽，可取中府肺募穴，同时选取本经尺泽、太渊。

（2）表里经配穴法：表里经配穴法是以脏腑、经脉的阴阳表里配合关系为依据。即当某一脏腑经脉有病时，取其表里经穴组成处方施治。如肝病可选足厥阴经的太冲配与其相表里的足少阳胆经的阳陵泉。

（3）同名经配穴法：此法是以同名经"同气相通"的理论为依据，以手足同名经穴位相配的方法。如牙痛可取手阳明经的合谷配足阳明经的内庭；头痛取手太阳经的后溪配足太阳经的昆仑等。

（4）上下配穴法：将腰部以上或上肢穴位与腰以下或下肢穴位配合应用的方法。上下配穴的应用很广泛，如胃病取内关配足三里，牙痛取合谷配内庭，脱肛或子宫脱垂取百会配长强。此外，八脉交会穴配合，如内关配公孙，外关配足临泣，后溪配申脉，列缺配照海等，也属于本法的具体应用。

（5）前后配穴法：选取胸腹和后背的穴位配合应用的方法称为前后配穴法，也称"腹背阴阳配穴法"。凡治脏腑疾患，均可采用此法。例如，胃痛前取中脘、梁门，后取胃俞、胃仓；哮喘前取天突、膻中，后取肺俞、定喘等。

（6）左右配穴法：此法是选取肢体左右两侧穴位配合应用的方法。临床应用时，一般左右穴同时取用。如心病取双侧心俞、内关，胃痛取双侧胃俞、足三里等；另外，左右不同名穴位也可同时并用，如左侧面瘫，取左侧颊车、地仓，配合右侧合谷等；左侧偏头痛，取左侧头维、曲鬓，配合右侧阳陵泉、侠溪等。

◆ 禁灸穴——这些穴位千万不能灸

禁灸穴是艾灸应用过程中避免事故发生的根据，是我国古人几千年艾灸实践得来的经验。如睛明、丝竹空、瞳子髎、承泣等布于头面部，接近眼球而且施灸会留下难看的疤痕，《肘后备急方》指出："口喎僻者，灸口吻、口横纹间，觉火热便去艾，即愈，勿尽艾，尽艾则太过。"人迎、经渠位于重要脏器和表浅大血管的附近，以及皮薄肌少筋肉结聚的部位，瘢痕灸容易损伤到血管；还有一些穴位位于手或足的掌侧，如中冲、少商、隐白，对这些穴位施灸时会感到较疼痛、易造成损伤，且易引起脏器的异常活动。使用艾炷直接对这些穴位施灸，会产生不良后果，禁忌是很有道理的。此外，关节活动处亦不用瘢痕灸，避免化脓、溃烂，不易愈合。

我国医学古籍首次明确提出禁针禁灸穴的是《针灸甲乙经》，其中记载禁灸穴位有23个：头维、承光、风府、脑户、喑门、下关、耳门、人迎、丝竹空、承泣、脊中、白环俞、乳中、石门、气冲、渊腋、经渠、鸠尾、阴市、阳关、天府、伏兔、地五会。清代《针灸大成》记载禁灸穴45个，分别为：哑门、风府、天柱、承光、头临泣、头维、丝竹空、攒竹、睛明、素髎、禾髎、迎香、颧髎、下关、人迎、天牖、天府、周荣、渊腋、乳中、鸠尾、腹哀、肩贞、阳池、中冲、少商、鱼际、经渠、地五会、阳关、脊中、隐白、漏谷、阴陵泉、条口、犊鼻、阴市、伏兔、髀关、申脉、委中、殷门、承扶、白环俞、心俞。《针灸逢源》又加入脑户、耳门二穴为禁灸穴，至此，禁灸穴总计为47个。《针灸集成》记载禁灸穴49个，《医宗金鉴》记载禁灸穴97个。

随着现代医学的进步，通过人体解剖学，人们更加深入地了解人体各部位的结构，古人所说的禁灸穴大都可以用艾条或者艾灸盒温和施灸，这样既不会对机体有创伤，也能使艾灸疗法很好地为我们服务。如灸少商治鼻衄，灸隐白治血崩，灸鸠尾治癫病，灸心俞治夜梦遗精，灸犊鼻治膝关节痹痛等。实践证明，有的禁灸穴位值得进一步深入研究。在掌握施灸部位的禁忌时，如遇危急重症，有些部位改用变通之法还是可灸的。变通之法可用艾条灸、间接灸等，最好在临证时灵活施行。

现代中医临床认为，所谓禁灸穴只有4个，即睛明穴、素髎穴、人迎穴、委中穴。不过妇女妊娠期小腹部、腰骶部、乳头、阴部等也均不宜施灸。

◆ 艾灸疗法的注意事项

艾灸疗法既可治疗虚证、寒证，又可治疗热证、实证，对治疗内科、外科、妇科、儿科、耳鼻喉科、皮肤病科以及在预防疾病、延年益寿等方面，疗效都很显著。

艾灸疗法的治疗范围非常广泛，但在艾灸疗法的具体操作中，还应注意以下事项：

（1）术者在施灸时要聚精会神，以免烧烫伤患者的皮肤或损坏病人的衣物。

（2）对昏迷的病人、肢体麻木及感觉迟钝的患者和小儿，在施灸过程中灸量不宜过大。

（3）如果患者的情绪不稳，或在过饥、过饱、醉酒、劳累、阴虚内热等状态下，要尽量避免使用艾灸疗法。

（4）患者在艾灸前最好喝一杯温水，水的温度略高于体温为宜，在每次灸治结束后还要再补充一杯60℃左右（水稍稍有点烫嘴）的热水。

（5）施灸的过程如果出现发热、口渴、红疹、皮肤瘙痒等异常症状时，一般不要惊慌，继续采用艾灸疗法灸治下去，这些症状就会消失。

（6）施灸的时间长短应该是循序渐进的，施灸的穴位也应该由少至多，热度也是逐渐增加的。

（7）患者在采用艾灸疗法治疗疾病的过程中，尽量不要食生冷的食物（如喝冷水、吃凉饭等），否则会不利于疾病的治疗。

（8）患者的心脏附近和大血管及黏膜附近少灸或不灸，身体发炎部位禁止采用艾灸的方法进行治疗，孕妇的腹部及腰骶部也属于禁灸部位。

（9）施用瘢痕灸前，要争取患者的意见并询问患者有无晕针史。施灸的时间一般以饭后1小时为宜。患者的颜面、大血管、关节处、眼周附近的某些穴位（如睛明、丝竹空、瞳子髎等）不宜用瘢痕灸。

（10）在采用艾灸疗法治疗或保健时，如果上下前后都有配穴，施灸的顺序一般是先灸阳经后灸阴经，先灸背部再灸腹部，也就是先灸身体的上部后灸下部，先灸头部后灸四肢，依次进行灸治。

（11）采用瘢痕灸治疗疾病时，半年或1年灸1次即可，其他灸法可每天或隔天灸1次，10次为1个疗程。

◎ 艾灸治百病

◆ 艾灸温热止痛，轻松消除经期疼痛

月经期间发生剧烈的肚子痛，月经过后自然消失的现象，叫作痛经。多数痛经出现在月经时，部分人发生在月经前几天，月经来潮后腹

痛加重，月经后一切正常。痛经可以说是女性的一大困扰，很多女性都存在痛经问题，其中有一半的人找不到病因，从而无法得到根治。

痛经可分为原发性痛经和继发性痛经两种。原发性痛经是指从有月经开始就发生的腹痛，继发性痛经则是指行经数年或十几年才出现的经期腹痛，两种痛经的原因不同。原发性痛经的原因为子宫口狭小、子宫发育不良或经血中带有大片的子宫内膜。继发性痛经的原因，多数是疾病造成的，其病机有气滞血瘀、寒湿凝滞、气血虚弱、肝肾亏损等。

痛经可以通过按摩经络来解决。中医认为，虽然痛经产生的原因有很多种，但最终无外乎冲、任二脉气血不通畅，使血在子宫中瘀滞所造成的。俗话说"痛则不通，通则不痛"，要想使痛经远离，就得把瘀滞在子宫里的经血化解开，使身体内的气血通畅起来，也就是中医常说的"活血化瘀"。在每次月经来潮前3~5天按摩关元、三阴交、中封3个穴位，每次以按摩部位有热感为度，如果条件允许，也可以用艾草灸一下，效果会更好。

我们知道，关元是任脉上的大穴，同时也是治疗妇科疾病的要穴，《针灸大成》这样记载它的主治范围："妇人带下，月经不能，绝嗣不生，胞门闭塞，胎漏下血，产后恶露不止。"它是任脉气血运行的关卡，只要把它打通了，痛经也就解决了。三阴交也是妇科要穴，具有调经活血的功效。另外，痛经的发生与肝关系密切，肝为"将军之官"，是藏血的，是血的仓库，肝气郁滞则血行不畅，中封是肝经的经穴，具有疏肝理气的作用，治疗痛经也有很好的效果。

此外，还可以用发疱灸来治疗女性痛经。附片放置在中极穴上，再将底部直径约1厘米的艾炷放置在附片中心点燃施灸。艾炷燃尽后及时更换艾炷进行灸治。如果热度使患者难以忍受时，可以将附片提起数秒后再放下继续施灸，直至灸处皮肤红晕直径达5厘米以上，红晕中间微微泛白透明时停止施灸，将灸处用消毒敷料覆盖，外面再用胶布固定。数小时后灸处就会起水疱，无须特殊处理，令其自行吸收即可。此法在经前10天施用为宜，对虚证、寒性痛经疗效较好。

其实，要想打通经脉治疗痛经，除了按摩和用艾灸穴位之外，还有一个小方法，就是用生姜水泡脚：每次取生姜 300 克，切成片，下锅加半盆清水后大火煮沸，用小火再煮 10 分钟，煮成浓浓的生姜水，倒入洗脚盆内泡脚。用这种方法很快就可以见效。这是因为脚上有众多的人体关键穴位，而且足厥阴肝经与足太阳脾经都源于脚上，这两条经脉都与血有关，前者主藏血，后者主统血。当女性处于经期，而它们又运行不畅、产生瘀堵时，就会出现剧烈腹痛，即为痛经的症状。因此，只要让这两条经脉畅通了，治愈痛经也就容易了。

◆ 慢性前列腺炎不用愁，艾灸帮你来解忧

在我们的印象中，中青年男士应该是孔武健壮的代名词，与前列腺疾病搭不上边，认为那是老年人的专利。实际情况却并非如此，近年来临床数据显示，前列腺炎的发病年龄正不断年轻化。调查显示，前列腺炎患者六成是白领。

久坐办公室的白领们，整日里西装革履，天天洗澡，讲究个人卫生，为什么前列腺疾病会特别青睐他们呢？这是由于白领男士必须久坐的工作生活模式造成的。中医认为"久坐伤身"，朝九晚五的白领一族，一天坐 8 个小时甚至更久是常事，久坐加上缺乏体育运动，使白领人士的气脉运行和血液流通受阻，就容易造成男性阴部充血，引发前列腺充血、肿胀、发炎。另外，社会竞争的日趋激烈使白领阶层工作压力越来越大，令他们过度紧张、精神疲劳，长期下去就会导致前列腺功能下降，性欲减退，造成男性功能障碍。

前列腺是男性特有的器官，也是男性最大的附属性腺，参与生殖代谢。然而，前列腺是个"多事"的地方。前列腺炎在中医学属于"白浊""精浊"等范畴。中医认为该病是由于"下焦湿热""气化失调"所引起。由于前列腺扼守着尿道上口，一旦发炎，首先排尿便会受到影响，从而导致尿频、尿急、尿痛、尿线细、尿等待、尿分叉、小腹胀等症状，给男性带来难以言状的痛苦。此外，前列腺炎还会导致性功能障碍，甚至可能成为癌症的帮凶。

不过，我们也不能把前列腺炎想象得那么可怕，只要不是细菌感

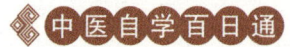

染，稍微有点炎症并不严重，遵循有规律的性生活完全可以使其自然痊愈。其实，对于相对严重的前列腺炎，我们也可以通过艾灸疗法的调节治愈。具体操作方法是：取三阴交、阴陵泉、内关3穴，将艾条点燃后在距离穴位皮肤2～3厘米处施灸，每个穴位每次灸15～20分钟，每天施灸1次。当然，我们可以采用艾炷直接灸的方法来进行治疗：取关元、归来、三阴交、肾俞、志室、太溪、内关这几个穴位，取大小适中的艾炷放置在穴位上进行施灸，每次每个穴位灸3～5壮，每天灸1～2次，10次为1个疗程。

除了用艾灸疗法来治疗慢性前列腺炎外，还可以采用坐浴疗法，具体操作如下：将40℃左右的水（手放入不感到烫）倒入盆内，约半盆即可，每次坐10～30分钟，水温降低时再添加适量的热水，使水保持有效的温度，每天1～2次，10天为1个疗程。热水中还可加适当的芳香类中药，如苍术、广木香、白蔻仁等。若导入前列腺病栓后再坐浴，可促进药物的吸收，提高疗效。

应当注意的是，对已确诊为因前列腺炎引起的不育者，不应采用坐浴法。这是因为精子对生存条件要求很高，当阴囊内的温度升高时，可使精子的产生出现障碍，造成精子停止产生的严重后果，从而减少受孕的可能。

◆ 止咳定喘，治疗肺气肿

肺气肿，中医又称"虚喘"或"肺胀"，是指终末细支气管远端气腔的异常扩大及气腔壁的破坏，以年老、有长期吸烟史的患者最为多见。临床症状主要表现为：发病缓慢，咳声短促，胸中痞闷，喘息，咳逆气喘，不得平卧，动则尤甚，颈肩背部酸痛，两目如脱状，随气候变化而病情时轻时重。

中医认为，肺气肿是在漫长的岁月里，久咳、久喘、久哮不愈致使肺叶胀满，气血津液运行受阻，肺脾肾虚损所致，其症多虚少实，但多为虚中挟实，因此病情复杂，病程也长。其发病原因多与感染、遗传因素、环境因素、大气污染及吸烟等因素有关。如果肺气肿长期得不到有效治疗，最终会导致自发性气胸或肺源性心脏病。

艾灸疗法治疗常用于治疗阳虚引起的肺气肿及肺气肿的缓解期。本病的治疗主要以补肾培本、纳气平喘为主。多取任脉、肺经及背俞穴。用艾炷隔姜灸治疗本病时，取大椎、肺俞、膏肓俞、心俞、肾俞、膻中、气海、关元、太渊、足三里、太溪穴，每次选用 3～5 个穴位，每个穴位每次灸 3～5 壮，每天或隔天灸 1 次，10 次为 1 个疗程。疗程中间休息 7 天。当然也可以采用复方白芥子敷灸的方法：取白芥子、细辛、延胡索各 30 克，甘遂 15 克，将上述药物一起研成细末后，加入适量面粉，用姜汁调制成直径 2 厘米大小的药饼，将药饼敷在百劳、肺俞、膏肓穴，以胶布固定，2～4 天更换 1 次。

肺气肿患者日常护理须注意气温变化，防止感冒。流行性感冒高发季节不要到公共场所去，以免感染。一旦被感染，应及时治疗。经常开窗通风，保持室内空气新鲜，避免吸入煤烟、油烟等各种刺激性气体。适当参加室外活动，如散步、做呼吸操（腹式呼吸和缩唇呼气锻炼）等，有益健康。生活要有规律，避免过度紧张及疲劳。哮喘病人应避免接触诱发因素，如吸入花粉、尘螨及进食鱼、虾、海鲜等。加强营养，特别是多吃高蛋白饮食。疾病缓解期可用扶正固本的中药或核酪口服液等药物，以提高机体免疫力。

◆ 艾灸降血糖，糖尿病不用慌

各种社会因素的交织使糖尿病的发病率越来越高，得了糖尿病以后饮食习惯和其他相关的生活习惯都会受到很多限制。糖尿病在临床上以高血糖为主要特点，可出现多尿、多饮、多食、消瘦等表现，即"三多一少"的典型症状，且常并发肺结核、肾脏疾病、神经系统病变、眼病等，严重时可危及生命，是对人类健康危害较严重的一种疾病。

糖尿病的致病因素首先是遗传因素。举世公认，糖尿病是遗传性疾病，遗传学研究表明，糖尿病发病率在直系亲属中与非直系亲属中有显著差异，前者较后者高出 5 倍。其次还有精神因素。近年来，中、外学者确认了精神因素在糖尿病发生、发展中的作用，认为伴随着精神的紧张、情绪的激动及各种应激状态，会引起升高血糖激素的大量分泌，如生长激素、去甲肾上腺素、胰高糖素及肾上腺皮质激素等。

长期摄食过多很容易诱发糖尿病。现在国内外亦形成了"生活越富裕，身体越丰满，糖尿病越增多"的概念。因此糖尿病也被叫作"富贵病"。肥胖因素是常见的致病因素。目前认为肥胖是糖尿病的一个重要诱发因素，有60%～80%的成年糖尿病患者在发病前均为肥胖者。相关研究表明：随着年龄增长，体力活动逐渐减少时，人体肌肉与脂肪的比例也在改变。自25岁至75岁，肌肉组织逐渐减少，此是老年人，特别是肥胖多脂肪的老年人中糖尿病明显增多的主要原因之一。

使用艾灸疗法治疗老年人糖尿病时，根据病人的不同症状，分3组处方。以多饮证较突出者，取尺泽、中府、肺俞、膈俞、胰俞；多食症状明显者，取足三里、胃俞、中脘、膈俞、胰俞；多尿症状明显者，取阴谷、肾俞、京门、膈俞、胰俞。如果患者兼具"三多"症状，就将以上3组处方交替使用。若并发肺结核，则可加灸膏肓穴；若并发心血管疾病，可加心俞、巨阙2个穴位；并发眼底病变，可加光明、翳明2个穴位。以上诸穴，均可采用温和灸或隔姜灸，膈俞和肾俞2个穴位，用隔蒜灸法并形成瘢痕，效果最好。每天灸1次，10次为1个疗程，疗程间可休息3～5天。每治疗9～10个疗程，进行一次空腹血糖化验，以观察疗效。

老年糖尿病患者也必须参加体育锻炼，持之以恒、切合实际的体育锻炼，可使患者血糖、血脂下降，体重减轻，体质增强，而且精神愉悦，充分享受幸福的晚年生活。但老年人毕竟是老了，有些问题在体育锻炼中必须予以注意：要选择适当的运动方式、运动时间和运动强度。避免过分剧烈的运动，避免可能引起血压急剧升高或者造成心、脑血管意外的运动方式。运动要适量，不要玩起来就忘乎所以，要注意适可而止，以免运动过量，反而影响健康。老年糖尿病患者皮酥骨脆，在运动中要善于保护自己的皮肤及骨骼，避免穿过硬、过紧的鞋子，以防皮肤损伤或发生骨折。

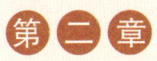
拉筋：健康长寿的非凡秘诀

◎ 拉筋益养生，现代医学有验证

◆ 经筋与韧带学——束骨利关节

中医的"藏象"理念指的是以象（功能）推导其脏（组织结构）的方法，正所谓"脏藏于内，而象于外"。简单点说，就是在人们掌握一定的规律之后，可以根据人体的表象来推断它内在的功能和存在价值。而这个规律，就是指"经筋"。

《黄帝内经》在《素问·痿论》中指出："宗筋主束骨而利机关者也。""利机关"即运转关节，"束"是约束的意思，束骨指的是人体骨骼的关节连接问题，这便涉及西医解剖学的韧带学内容。现代医学认为，骨与骨之间借纤维结缔组织、软骨或骨组织相连接，形成不动、微动和可动关节。关节的主要结构有关节面、关节囊和关节腔。关节的辅助结构有滑膜皱襞、韧带、关节盘、关节盂缘等。其中骨间的纤维结缔组织、关节滑膜皱襞、韧带、关节盂缘等均同于经筋病学的范畴。

具体来说，关节囊是结缔组织构成的膜囊，附着于关节的周围，密封关节腔。其外层为纤维层，厚且坚韧。在运动范围较小或负重较大的关节中，均较厚而且紧张，有的部分明显增厚而形成韧带。衬附于纤维层内曲、关节韧带及通过关节内肌腱表面，其周边附着于关节软骨边缘，这是滑膜层。滑膜表面常形成许多突起，多附着在关节囊附着部附近，有的形成皱襞突入关节腔，形成滑膜皱襞。有的滑膜层还穿过纤维层呈囊状向外膨出，形成黏液囊，常介于肌腱与骨面之间，起到减轻摩擦损伤的作用。关节盂缘为纤维软骨环，底部较宽，附着于关节窝的

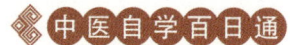

周缘。

正是这些呈索状、短板状或膜状，附着于两骨的表面，有相当的韧性和坚固性的纤维结缔组织，使得人体的骨骼之间紧密相连，充分发挥着"束骨利关节"的功效。

◆ 经筋与运动力线——牵一筋而动全身

《黄帝内经》认为，经筋主束骨而利机关，即主人体百骸的连接与关节运动。人体自身的肌肉收缩即可产生躯体在空间的位置改变，这就是运动。运动是人生存所必需的生理活动，但非生理的运动却可能造成肌肉及其相关组织的损伤。

从现代医学的角度来分析，人体运动是由自身的肌肉主动收缩而产生的，也就是说，自身肌肉收缩所产生的力，由肌肉本身传递到肌两端与骨相连接的结合点上，从而使其跨越的关节产生活动，从而出现肢体的运动。同理，当损伤性的肌肉收缩时，也会在肌肉的两端（即起止点）施加同样的力，故而也会造成肌肉起止点的损伤。虽然，由于解剖结构不同，可以先在某一端出现，或表现得比较显著，但反复、长期的非生理的肌收缩，往往会使两端受力点受伤，因此，当肌肉附着的一端出现关节疼痛时，常常在肌肉另一端附着点也会伴有轻重不等的损伤。这样，就出现了在痹痛关节远端的疼痛点。将两点相连，则成为一条痛点连线。而这一连线，也恰恰是该肌肉的运动力线。

由此可知，人体的任何一个活动都不是一块肌肉所能完成的。除上述主动肌的运动损伤外，一般都会殃及相关的其他辅助这一运动的肌组，甚至要累及参与这一运动的所有肌群，从而出现极长的损伤线。例如：一个投掷运动，它不仅有握肌肌组的参与，还要有屈肌肌组的参与、屈肘、屈肩收腹、下肢蹬地、弹跳等一系列主动肌的顺序参加。这样，一个投掷运动的损伤，常常会沿这条超越局部的力线出现病痛。而这些痛点或力线，恰恰与《灵枢·经筋》对十二经筋从四末至头身的整体性描述一致。因此，我们不难看出，经筋更重要的临床意义在于它是对人体运动力线的深刻总结和描述。这种描述，从生理上概括出参与同项运动的肌肉组分布规律；在病理发展过程中，又是病痛转变的潜在扩延线。这种规律性总结，可以称作点线规律。说得简单一点，也就是牵一筋而动全身。

此外，任何运动都需要固定肌的参与。固定肌是指那些起着固定原动肌起或止点所附着骨骼作用的肌群。比如，在屈肘举臂过程中，首先要固定肩胛骨，继而固定肱骨。只有这样才能发挥肱二头肌、肱肌的屈肘功能。固定肩胛骨是由肩带的前伸、后缩肌群和上下回旋肌群同时收缩完成的，还涉及肩胛提肌、菱形肌、冈上肌、冈下肌、前锯肌、胸小肌。由于协同肌都居于主动肌两侧，因此，协同肌损伤的痛点就分布于主动肌力线的两旁。将这些病痛点与主动肌力线上痛点相连，则往往形成一个"面"，由此，经筋劳损扩延的过程还可以由"线到面"，这又可称作线面规律。

运动时也少不了拮抗肌——那些与主动肌相对抗的肌肉群就是"拮抗肌"，它们与主动运动相反。然而，正是借助拮抗肌的主动弛缓或"伸展"，使主动运动平稳，节制其运动过度，防止出现急跳或痉挛运动。由此可见，不协调的运动和劳损性伤害，不仅损伤主动肌，而且可以损及拮抗肌和固定肌。由于拮抗肌分布在肢体对侧面，当其损伤时，其病状会出现在肢体对侧，使痹痛症状向立体方向发展，即"由面到体"。"由面到体"的逐渐进展规律可称为面体规律。

十二经筋正是总结了这种临床疾病传变规律，且从生理分布和病理发展角度，进行了高度概括和总结：手足三阳经筋分布于人体躯干与四肢背侧（阳面）；手足三阴经筋分布于人体躯干与四肢前面（阴面）。反映了前（阴）、后（阳），即整体的身前、身后经筋的生理与病理关系。足三阴经筋以厥阴居中，太阴居前，少阴居后，反映了下肢内侧"面"的经筋生理与病理关系。足三阳经筋以少阳居中，太阳居后，阳明居前，反映了下肢、躯干背侧"面"的生理与病理关系。手三阴经筋以厥阴居中，太阴居前，少阴居后，反映了上肢内侧"面"的生理与病理关系。手三阳经筋以少阳居中，太阳居后，阳明居前，反映了上肢背侧、头颈部"面"的生理与病理关系。十二经筋循行线则分别反映了"线"

的生理与病理关系，而每个筋结点和结筋病灶点，则反映"点"的生理与病理关系。

因此，结合中西医的观点，可以得出这样的结论：十二经筋是以12条运动力线为纲，对人体韧带学、肌学及其附属组织生理和病理规律的概括和总结，充分论证了其"牵一筋而动全身"的重要意义。

◎ 拉筋，让筋肉的"哭脸"变"笑脸"

◆ 防治筋缩症的最好办法——拉筋

中医认为，筋缩是衰老的象征。在老年人身上出现筋缩，大多是一种自然的衰老现象，使用外在方式来拉筋也不可能改变身体逐渐衰老的事实。然而，现在的许多人年纪轻轻也出现了弯腰困难、不能下蹲、转身不灵活、脖子僵硬等筋缩症状，给自己的生活造成了极大的不便。

而且，这些症状在西医的医学仪器那里往往查不出具体的病因，因此医生们常常拿它们没办法。其实，这些患了筋缩症的年轻人应该向专业的中医正骨医师求救，他们会告诉你一种最简单最有效的疗养方法——拉筋，并针对患者身体上的不同症状来进行相对应的拉筋，改变患者身体上的这种不正常的衰老现象，帮助患者重新找回健康活力。

有许多人也会提出疑问："拉筋？中医典籍中没有提到过这一疗法啊！"要知道，中医虽然没有专门针对筋缩的疗法，但各种撑拉的方法在习武、气功、瑜伽锻炼中一直存在。道家有一种说法："筋长一寸，寿延十年。"所以长寿者通常都有一副柔软的筋骨。而且，通过许多事实证明，许多疑似腰椎间盘突出的患者确实在专业中医师施行的一系列拉筋正骨疗法后恢复了健康。

此外，专家还认为："拉筋过程中，一般医师认为当患者感觉到筋被拉紧疼痛时便要停止，以免拉伤筋肌。其实正是因为筋缩了，不易拉开，所以愈紧愈要拉开，不然它就愈缩愈紧了，它被拉过痛点后就会松多了。但也不是不顾一切拼命拉！很多病人经拉筋后，步履轻快了、腰背酸痛亦减轻、舒缓，甚至消失。没病痛的人想避免筋缩就可每天拉筋。平日坚持拉筋就是最好的保健法之一。"

综上所述，人们可得出一个结论：要想身体少病痛，就要避免筋缩，要想避免筋缩，就要每天都拉筋。

◆ 腰酸背痛腿抽筋，并非缺钙而是寒邪伤人

现在许多人都认为腰酸背痛腿抽筋是缺钙引起的，于是补充五花八门的钙，吃了也不见好转，其实这种情况不是缺钙，而是寒邪伤人的典型特征。

抽筋在医学术语上叫痉挛，这个在寒的属性里叫收引。收引，就是收缩拘急的意思。肌肤表面遇寒，毛孔就会收缩；寒邪进一步侵入经络关节，经脉便会拘急，筋肉就会痉挛，导致关节屈伸不利。因为寒是阴气的表现，最易损伤人体阳气，阳气受损失去温煦的功用，人体全身或局部就会出现明显的寒象，如畏寒怕冷、手脚发凉等。若寒气侵入人体内部，经脉气血失去阳气的温煦，就会导致气血凝结阻滞，不畅通。我们说不通则痛，这时一系列疼痛的症状就出现了，如头痛、胸痛、腹痛、腰脊酸痛。

因此，我们在养生的时候，要特别注意防寒。寒是冬季主气，寒邪致病多在冬季。因而冬季应该注意保暖，避免受风。仅仅是寒是进不了人体的，它必然是风携带而入的。所以严寒的冬季，北风凛凛，我们出门要戴上棉帽，围上围巾，就是为了避免风寒。

值得注意的是，冬季外界气温比较低，人容易感受到寒意，在保暖上下的功夫也会大一些，基本上不会疏忽。而阳春三月，"乍暖还寒时候"，古人说此时"最难将息"，稍微一不留神，就会着凉、伤寒了。因而春季要特别注意着装，古人讲"春捂秋冻"，就是让你到了春天别忙着脱下厚重的棉衣。春天主生发，万物复苏，各种邪气在这时候滋生。春日风大，风中席卷着融融寒意，看似脉脉温吞，实则气势汹汹，要特别小心才是。

那么，炎炎夏日，人都热得挥汗如雨，也需要防寒吗？当然需要。

夏天我们经常饮食凉的食物和饮料，如冰镇西瓜、冰镇啤酒、冰激凌、冰棍等，往往又在空调屋里一待一天。到了晚上，下班出门，腿脚肌肉收缩僵硬，腿肚子发酸发沉，脑袋犯晕，甚至连走道都会觉得别扭，感觉双腿不像是自己的。这时候寒邪就已经侵入你的体内了。

如果你真的腰酸背痛腿抽筋了，也不要急着补钙，这里先教给大家两个小窍门，试一试再说：

1. 芍药甘草汤

腰酸背痛其实是肌肉酸痛，腿抽筋是筋脉痉挛。脾主肌肉，肝主筋脉，肌肉和筋脉有了问题，就要找准主因，调和肝脾。芍药性酸，酸味入肝，甘草性甘，甘味入脾，因而这味芍药甘草汤被誉为止痛的良药，并且一点都不苦口。芍药甘草汤配制容易，芍药和甘草这两味药在一般的中药店都能买到，取白芍20克、甘草10克，或用开水冲泡，或用温火煮，可当茶水饮用。注意，这里说的芍药、甘草一定要用生白芍、生甘草，不要炙过的，炙过的药性就变了。

2. 按揉小腿

小腿抽筋的时候，以大拇指稍用力按住患腿的承山穴，按顺、逆时针方向旋转揉按各60圈；然后，大拇指在承山穴的直线上擦动数下，令局部皮肤有热感；最后，以手掌拍打小腿部位，使小腿部位的肌肉松弛。几分钟甚至几秒钟后，小腿抽筋症状即可消失。不过，这个标虽然暂时除了，病根还在，由表及里，本还没有痊愈。敲打按揉一些经络穴位，固然可以散结瘀阻、活络气血，但从病因根本上来论，还是要把寒彻底地从体内祛除，这样你才能身轻如燕，健步如飞。

◆ 拉筋的疗效：祛痛、排毒、增强性功能

拉筋主要具有祛痛、排毒、增强性功能这3种直接疗效，还具有许多间接疗效。那么，拉筋为什么具有如此神奇的功效呢？主要有以下3个原因：

1. 疏通十二经脉

中医认为，十二经筋的走向与十二经络相同，故筋缩处经络也不

通，不通则痛。这是因为在拉筋时，人体的胯部、大腿内侧、腘窝（膝后区的菱形凹陷）等处会产生疼痛感，这是筋缩的症状，则相应的经络不畅。而通过拉筋，可使僵硬的部位变得柔软，增强人体柔韧性，腰膝、四肢及全身各处的痛、麻、胀等病症因此减缓或消除，重回"骨正筋柔，气血自流"的健康状态。

2. 打通背部的督脉和膀胱经

在武侠电影中，主角常常因为打通了任督二脉而使得武功突飞猛进，由此可见任督二脉的重要性。而且，中医的经络学说也认为，督脉是诸阳之会，元气的通道，此脉通则肾功加强，而肾乃先天之本，精气源泉，人的精力、性能力旺盛都仰赖于肾功能的强大。此外，督脉就在脊椎上，而脊髓直通脑髓，故脊椎与脑部疾病有千丝万缕的联系。任督二脉在人体上是个循环的圈，各种功法要打通的任督二脉即是此意。

任脉指的是膀胱经，它是人体最大的排毒系统，也是抵御风寒的重要屏障。也就是说，膀胱经通畅，则风寒难以入侵，内毒随时排出，肥胖、便秘、粉刺、色斑等症状自然消除、减缓。而且，膀胱经又是脏腑的腧穴所在，即脊椎两旁膀胱经上每一个与脏腑同名的穴位，疏通膀胱经自然有利于所有的脏腑。从西医角度来看，连接大脑和脏腑的主要神经、血管都依附在脊椎及其两边的骨头上。疏通脊椎上下，自然就扫清了很多看得见的堡垒、障碍和看不见的地雷、陷阱。

3. 改善肝脾肾三条经

中医认为，大腿内侧的肝脾肾3条经通畅，则人的性功能强悍。如果这3条经络不畅，容易导致生殖、泌尿系统病，比如阳痿、早泄、前列腺炎、痛经、月经不调、色斑、子宫肌瘤、乳腺增生等。而通过拉筋，尤其是拉腿筋，则能充分改善这3条经堵塞不通的状况，也能在一定程度上治疗男性疾病和妇科疾病。

◆ 既是治疗也是诊断，一举两得的拉筋

拉筋这种养生方式之所以备受推崇，不仅是因为它的简单可行性，更是因为它既有治疗又有诊断的特征。也就是说，人们通过拉筋时身体

部位的疼痛与否，可以诊断身体部位的健康状况。

如果你拉筋时膝痛而不直，则定有筋缩症，筋缩则首先说明肝经不畅，因为肝主筋，而肝经不畅，脾胃也不会好，因肝属木，脾属土，木克土。

如果你拉筋时感到胯部、腘窝痛，说明膀胱经堵塞，腰有问题。而膀胱与肾互为表里，共同主水，凡膀胱不畅者肾经也不会通畅，水肿、肥胖、尿频、糖尿病等皆与此相关。

如果你采用卧位拉筋法时发现：躺下后后举的手臂不能贴到凳面，你可能患上了肩周炎，采取吊树或吊门框拉筋会有较好的疗效。

如果你用拉筋凳拉筋时，发现上举的腿不能伸直，下落的腿悬在空中不能落地，表明筋缩严重，不仅有腰腿痛症，可能内脏也有诸多问题，拉筋迫在眉睫。

由此可见，拉筋可谓是集疾病预防与治疗于一身的"良药"，无论疾病与否，人们都应该天天拉筋，养护健康。

◆ 有病后被动拉筋，不如主动拉筋防病

拉筋可分为主动拉筋和被动拉筋。主动拉筋是指人们意识到拉筋对人体的保健作用后，自己主动进行拉筋的行为，在拉筋的过程中不需要他人的协助；同理，被动拉筋是指患者需要在医生或他人的协助下进行的拉筋行为。一般来说，一旦人们需要他人协助来被动拉筋，说明他们的身体已经出现了较为严重的筋缩疾病，自己已无法主动拉筋。简单点说，主动拉筋多为防病时，被动拉筋多为治病时，二者各有优缺点。

1. 主动拉筋

优点：不需要他人帮助，有利于减轻患者对拉筋的心理压力和恐惧，适于人们天天练习，长期保健，持续坚持下来将会取得显著的效果。

缺点：缺乏医生的专业指导，拉筋者的拉筋动作可能不到位，因此拉筋的效果较慢。

2. 被动拉筋

优点：专业医师手法娴熟，可帮助患者拉过痛点，而且拉筋到位的

速度较主动拉筋快，效果也较为显著。

缺点：被动拉筋时，患者的心理压力较大，时常因过分恐惧而导致肌肉紧张，影响拉筋的效果，而且，一些患者可能因忍受不了拉筋时突如其来的剧痛而要求停止拉筋，甚至令一些胆小怕痛的患者自此对拉筋产生恐惧感、排斥感。

两相比较之后，可得出一个结论：有病后被动拉筋，不如主动拉筋防病。

◆ 拉筋的两大方法——卧位拉筋法和立位拉筋法

在现代社会，科技进步使生活舒适多了，多数人使用电梯、汽车，从而使运动量大大减少，筋缩也因此增加。那些长期坐着工作的白领们，尤其是老板，连一杯水都要职员送到手上，所以筋缩的可能性大增。如果你觉得自己筋缩了，就应该拉一拉筋了。

从拉筋的方式来说，拉筋可分为立位拉筋法和卧位拉筋法。立位拉筋法是说人们站着拉筋的方法，而卧位拉筋法就是指人们躺在床上或长椅上的拉筋方法。下面，我们就来具体介绍两种拉筋法的特点：

1. 立位拉筋法

中医认为，采用立位拉筋法可拉松肩胛部、肩周围、背部及其相关部分的筋腱、韧带，有利于肩颈痛、肩周炎、背痛等症的治疗。一般来说，立位拉筋法主要依赖门框来进行。

【方法】

（1）先选定一个门框，举起双手，尽量伸展开双臂，按住门框上方的两个角。

（2）一脚在前，站弓步，另一脚在后，腿尽量伸直。

（3）身体要与门框保持平行，抬头，平视前方。

（4）保持这个姿势3分钟，换一条腿站弓步，也站立3分钟。可多次重复这个过程，但不宜使身体过于劳累。

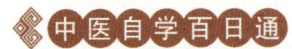

2. 卧位拉筋法

卧位拉筋法主要用于拉松腰至大腿膝后的筋腱，拉松大腿内侧韧带及大腿背侧韧带，也有助于拉松髋部的关节，所以卧位拉筋法又称卧位松髋法。一般来说，卧位拉筋法要依赖椅子、茶几或床来进行。

【方法】

（1）将两张安全稳妥、平坦的椅子或是一张茶几摆放近墙边或门框处，或是选择一张两面靠墙边的床。

（2）坐在靠墙边或门框的椅子、茶几、床边上，臀部尽量移至椅子、茶几和床的一边。

（3）躺下仰卧，将靠里面的一条腿（左腿在里则用左腿，右腿在里则用右腿）伸直倚在墙柱或门框上，另一只腿屈膝，让其垂直落地，尽量触及地面，无法触及地面时可用书本等物垫在脚下。

（4）仰卧时，双手举起平放在椅子、茶几或床上，期间垂直落地的腿亦可作踏单车姿势摆动，有利放松髋部的关节。

（5）保持这个姿势10分钟，然后再移动椅子、茶几到另一面墙或门框，或是到床的靠墙的另一边，再依上述方法，左、右脚转换，重做10分钟。

◆ 绝不因小失大，拉筋常见问题全解析

拉筋时也需要注意一些小细节，以免因小失大，不仅没有锻炼出健康，反而损害了自己的身体。下面，我们就来介绍一些拉筋的常见问题：

（1）拉筋前，做点小运动来热身：人们知道在跑步、游泳等运动之前要进行热身，以舒活筋骨，增加身体的柔韧性，减少运动中对身体的意外损伤概率。同理，人们在拉筋前也需要进行一些热身运动，比如小跑步、甩甩手脚、左右转动身体等，目的在于使体温增加，使肌肉与肌腱处在备战的状态，如此拉筋的成效会提高，也可以减少不当拉筋反而

受伤的机会。

（2）拉筋时再痛，也要缓慢及深深地呼吸：对于刚刚开始拉筋的人来说，在拉筋时出现疼痛的现象较为常见，要注意忍耐，注意不要暂停呼吸，应该很缓慢及深深地呼吸。因为暂停呼吸、屏气凝神的行为容易使负氧债增加，导致拉筋动作不协调，从而提高了拉筋受伤的概率。

（3）运动前和运动后都别忘拉筋：运动之前，人们都会做一些压腿、踢腿、扭腰等运动来拉筋，以增强身体的柔韧性，减少运动对人体的意外损害。但是，一般人只记得运动之前要拉筋，而当运动后一身疲倦时，只想着坐下休息，没有想到运动后也要拉筋。这是因为人们在运动之后，虽然肌肉酸痛，可是仍然须再缓和地做一次拉筋，如此可使肌肉纤维重新调理，缓解疲劳的速度加快，下一次运动时肌肉的条件也会更好。

（4）拉筋使猛劲，危害很大：拉筋的目的，是在利用肌肉肌腱的弹性及延伸，刺激肌肉梭神经及肌腱感受小体的神经信息，而逐渐地增加伸展的潜力及忍受力。因此，无论是律动式还是固定式（连续30秒以上）的拉筋，拉筋的动作都要缓慢而温和，千万不可猛压或急压，尤其忌讳在拉平常拉压不到的筋时，一些人为求速成而猛烈地急压，或别人施加外力帮忙，容易因用力不当，拉伤肌腱，反而对人体造成损害。

（5）别逮着一个肌肉群拉筋：有些人拉筋时只喜欢拉手筋，或是只做拉脚筋的运动，这样就会导致只有一个肌肉群运动，可能影响人体结构的平衡。

从医学的角度来说，对同一个动作，可能有许多肌肉共同组成相同功能的群体，协同地完成动作；但是这些肌肉，因为解剖位置的不同，可能需要靠不同的拉筋动作，才能一一地伸展到；除了协同肌，方向作用相反的拮抗肌也必须对等地拉筋；如果协同肌有拉筋的漏网之鱼，则在做某一些极限动作时便可能完不成而受伤；如果拮抗肌没有一些伸展，则在强烈收缩时失去平衡，也会使之受伤。

因此，人们在拉筋时别总是拉一个肌肉群，而要让身体全方位都享受拉筋的养生保健功效，以维护人体的平衡。

（6）疲劳状态下拉筋是一种伤害：一些人喜欢在自己疲劳时来拉筋，认为其能够舒筋活络，有助于自己恢复精神。其实不然，拉筋时也需要消耗体力，如果在疲劳状态下拉筋，容易给疲惫不堪的身体"雪上加霜"，不仅起不到恢复精神的效果，反而可能导致肌肉拉伤。

因此，人们应避免在疲劳状态下练习拉筋，更不要在疲劳状态下强调拉筋动作到位和动作的规范性，而要根据自身的实际情况有针对性地练习，比如盘腿静坐就是一种很好的休息方法。

（7）拉筋时出现过度呼吸综合征怎么办：有些人在拉筋过程中会出现手脚发麻、冰凉、脸色变青、出冷汗等症状，这就是西医称之为"过度呼吸综合征"的病症。当发现有人出现上述症状时，最佳的处理办法是：用纸袋或者塑料袋罩住患者口鼻，形成封闭系统，约5分钟后症状会消失，患者就能恢复正常。

（8）拉筋的程度宜"酸"不宜痛：拉筋是一个循序渐进的过程，不能使猛力拉筋，以免拉伤肌腱。具体来说，就是要求人们拉筋的程度以感觉有点"张力"或"酸"为宜，绝对不能到"痛"的程度。

从医学的角度来说，拉筋时产生"张力"或"酸"的感觉，是肌肉感觉神经元正确地反映出拉筋的成效；但拉筋到"痛"的感觉，便十分接近受伤的程度了，此时如果再继续拉筋，就可能造成关节和肌肉活动范围过大，容易导致自身的伤病。

更具体一点来讲，是因为每个人的生命都赋予身体两种保护机能，它们都是特殊的神经细胞。一种类型的神经细胞在肌肉过度拉伸时会把信号传递给大脑中枢，第二种神经细胞是保护性机能的一部分，被称为"拉伸反射"，当第二种神经细胞感到某种拉伸动作过快时，大脑中枢神经就反射性地收缩拉伸的肌肉，在肌肉可能被拉伤之前使动作变缓直至终止。当你过度地拉伸一块肌肉，开始产生"拉伸反射"时，神经组织就会向大脑发出信号要求停止拉伸或减弱拉伸强度，大脑中枢神经就反射性地收缩拉伸的肌肉，从而使你产生了"痛"的感觉。此时要立即减弱拉筋的强度，直至停止。

总之，为了充分拉伸肌肉（或关节），你必须轻柔舒缓地进行拉筋练习，以避免产生"拉伸反射"。花上三四十秒的时间轻柔地进行拉筋练习直到拉伸的肌肉产生轻微的疼痛，这就是身体允许的最大范围拉伸的临界点，过了这个点，肌肉就可能拉伤。此时宜往回收一点，进入"可拉伸区域"，让疼痛消失，并保持此拉伸姿势20~30秒时间不动（但应力求把此姿势练上1~2分钟），这时要进行浅短呼吸——尽管你需要保持正常的呼吸节奏，最后达到身心的完全放松。你可以1分钟后重复此动作，亦可进行下一种练习。

只有这样循序渐进地拉筋，才能真正起到舒筋活络的功效。

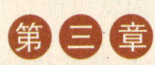

按摩："三招两式"保健康

◎ 按摩的基本手法和操作技巧

按摩是以中医理论为基础，根据中医经络学说，运用按摩手法，或借助一定的按摩工具在人体的特定部位（穴位、反射区、疼痛部位等）进行的疾病治疗方法。

◆ 按摩手法的要求

按摩有很多种手法，这些手法是由于操作的形式，刺激的强度、力量，时间的长短以及活动肢体方式的不同而逐渐形成的。

熟练的按摩手法技术应该符合持久、有力、均匀、柔和、深透几个基本要求：

持久指的是手法能持续运用一定时间，保持动作和力量的连贯性。

有力指的是手法必须具备一定的力量，这种力量不是固定不变的，而是根据治疗对象、病症虚实、施治部位和手法性质而定。

均匀指的是手法动作的节奏性和用力的平稳性，动作不能时快时慢，用力不能时轻时重。

柔和指的是手法动作要稳柔灵活，力量要缓和。这样可以使按摩手法轻而不浮，重而不滞。这里所说的柔和指的是不能用滞劲蛮力或突发暴力，当然也不是指软弱无力。

在了解了这些按摩手法的要求之后，还要将这些要求熟记于心，这样在操作的时候便能够随时对自己进行指导，做到心中有数，

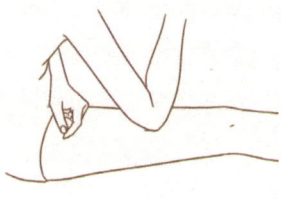

按摩手法：压法

避免出现一些技巧方面的错误；另外，平时多加练习，也是帮助您尽快掌握按摩的正确手法。

◆ 掌握技巧，提升自我按摩的效果

很多人都知道，中医的按摩有奇效。祖国医学认为，按摩之所以能治病，与其平衡阴阳、调节脏腑功能、舒经活络、祛风除湿散寒等功能密切相关。调节脏腑功能包括清心泻火、疏肝理气、健脾和胃、宣肺平喘、补肝益肾等，所以按摩能对付各系统疾病。如果身体患病，可以通过按摩达到缓解病痛的辅助治疗目的，健康人则可以通过按摩保健防病，强健体魄。

掌握以下按摩技巧，可以让我们的按摩效果加倍。

1. 手法操作基本特点

手法操作以持久、有力、均匀、柔和、深透、灵活为基本特征。有力，即需要一定力度，以身体产生酸胀感且能耐受为宜；持久就是要保持一定的时间；柔和与有力不矛盾，就是说动作忌粗暴；均匀，即保持一定频率，不能忽快忽慢。而对于不同的病症应以或轻或重或轻重结合的手法为主，方可奏效。

2. 配合呼吸，提高疗效

呼吸不仅给你的身体输送氧气，而且对你的内脏施以按摩，清除体内废物，保持循环系统正常运转和提高人的情绪。因此，胸腹部、腰骶部按摩时，最好要配合呼吸，这样可以提高疗效。

3. 体位舒适，省时省力

无论是体部还是其他部位的按摩，用于病症治疗时，选择体位以便于手法操作和舒适为原则，特别是当双手操作时，手法要顺势、省力，这时最好采用卧位。

4. 轻重得当，自我控制

按摩作为一种外力，之所以能调理身体和治疗疾病，除了对相应的经络和穴位的刺激外，还在于这种力到达实施部位的方式是柔和的，能为人体所适应和接受，起到良性调节的作用。因此，只有做到按摩手法

刚柔相济，才能发挥最大的治疗效果。而一味强调手法的力度，往往会对患者造成损伤，非但起不到治疗作用，反会加重病情。一般来说，手法要由轻到重，应逐渐加强，最好不产生疼痛，这样的手法才会产生好的疗效。

5. 使用器械，配合锻炼

对于某些疾病在做保健按摩时，可配合局部锻炼，以提高疗效，如颈椎病可配合颈部前后屈伸和左右旋转等运动，肩周炎可配合手爬墙、拉滑轮等运动。

保健按摩是一个循序渐进的过程，不是一下子就能掌握的，必须在实践中逐渐学习和掌握。同时，保健按摩的效果也不是做一两次就能见效的，必须坚持不懈，才能达到防病治病、延年益寿的目的。

◆ 了解按摩手法的类型

可以找到文字记载的按摩手法有 110 余种，根据其在实际临床应用当中所属流派的不同，共有三十几种会被经常用到。

在实际应用当中，这些手法是有着一定的规律的，临床常用的手法一般被分为以下几个大类：

（1）平面用力，如摩、擦、平推、直推等，都是在体表做上下、左右、前后或盘旋往返施力。

（2）垂直用力，如按、压、点、掐、一指禅推、滚等，都是由上而下施加不同的力。

（3）对称合力，如拿、捏、拧、挤、搓、捻等，都是双手（或两指）同时相对施力。

（4）对抗用力，如拔伸、牵引、斜扳等法都是做相反方向用力。

（5）被动运动，这种类型的方法一般需要旋转、屈伸运动关节，如摇、扳、背、脊柱旋转等法都属于这种类型。

◆ 怎样检验经络是否畅通

《黄帝内经》里曾经说过："经络不通；病生于不仁，治之以按摩。"这就说明，在很早的时候，古人就明白了按摩具有疏通经络的作用，比如说按揉足三里，推脾经可以增强消化液的分泌功能等。明代养生家罗洪在《万寿仙书》里说："按摩法能疏通毛窍，能运旋荣卫。"这里的"运旋荣卫"指的就是按摩穴位能调和经络气血。

那么，我们应该怎样来测试经络是不是畅通呢？

1. 身上的肉捏着是否觉得疼

这是检验经络是否畅通最简便的方法，捏一下自己身上的肉，感觉一下是否疼痛。如果捏的力度适中还感觉痛的话，便是经络不通的表现。在捏的时候要特别注意位于胳膊外侧的

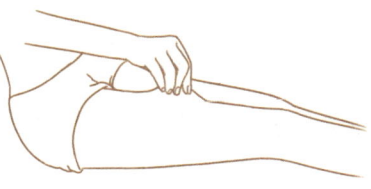

按摩手法：提拿法

三焦经和小肠经的位置，或者是大腿上的肉，如果有痛感的话，这两个部位能够很方便、很明显地感觉出来。

2. 是否具有明显的过血现象

可能有些人并不明白什么是过血现象。很多人可能会有过这样的感受，用一只手紧攥住另一只手的手腕，过了一分钟左右的时候，你会看到被攥住手腕的手掌逐渐从红色变成了白色，而当突然松开手的时候，你会感觉到一股热流一直冲到了手指尖，同时手掌也会从白色变成红色，这种现象就被称为过血。如果过血现象明显，便说明你的经络是通的。

手掌过血与否，是很容易了解的，但是如果是下肢的话就不太好做了。那么应该怎样知道下肢是否过血呢？这就得让别人帮忙了，压住股动脉，过大约一分钟的时间，猛地松开手，看看血是否能够冲到脚趾尖，如果能够冲到脚趾尖，而且过血的感觉是呈圆桶状，前后腿一起过的话，便说明经络是通的。

3. 搓八髎看脚是否会发热

压股动脉，主要是测试你的足三阴经和三阳经的情况，看是否会有明显的过血感觉。如果想要重点测试一下督脉及膀胱经的情况，那么就要使用搓八髎的方法了。所谓八髎，就是八个穴位的统称，即上、次、中、下髎，分布在左右两条膀胱经上面。

在那些从来没有做过按摩的人中，经络不通的占大多数，这不仅表现在压股动脉，没有过血的感觉，甚至在搓八髎时也没有脚热的感觉，大部分人都只有屁股热，好一些的能到膝盖。搓八髎的方法是用手掌快速在八髎处进行摩擦，对膀胱经和督脉进行刺激，如果在这个过程当中，脚热了，便说明经络是畅通的。

4. 平躺下肚子塌陷

肚子上集中着人体的很多经络，因此，这个位置的经络能够通畅是非常重要的。那么腹部经络畅通的表现是什么呢？首先是用手捏而不痛，其次是肚子要塌。

所谓的塌，也就是指平躺在床上，能够显出肋骨来，肚子上面所形成的凹陷能够存住水。这样的肚子才是经络畅通的好肚子。

◆ 按摩时的取穴原则

当人体生理功能正常的时候，穴位是人体气血的流注之所；当人体生理功能失调的时候，穴位又成了邪气聚集之地。所以说，当人生病的时候，可以通过对穴位进行按摩来祛除邪气，从而使人体的经脉通畅、气血顺畅、脏腑平和、阴阳平衡。

对于特定的穴位进行按摩在治疗与这个穴位临近的病症的同时，也可以对远部的疾病起到治疗作用，既可以治疗局部病症，同时也可以改善全身的机体功能。

中医的治病之道是以阴阳、脏腑、经络和气血等学说为依据的，"经脉所通，主治所及"，所以按摩时要遵循"循经取穴"的原则，这基本上可以分为临近部取穴、远部取穴和随证取穴3个原则。

1. 临近部取穴

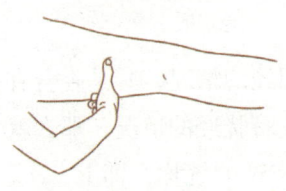

按摩手法：捣法

所谓临近部取穴，指的就是在病痛部位的周围取穴，人体上有着许多和人的病症相对应的穴位，如眼睛的疾病可以按摩眼睛周围的睛明穴、球后穴、攒竹穴，胃病则可以按摩胃周围的中脘穴，鼻子上的病症可以按摩鼻子周围的迎香穴、巨髎穴，面部神经麻痹可以按摩面部的颊车穴、地仓穴等。

2. 远部取穴

所谓远部取穴，指的就是按摩离病痛部位较远的穴位，还有一些穴位，不光能治它周围的病，而且能治疗此穴所在静脉上的远部部位疾病。例如，手掌上的合谷穴不但能治疗手部病症，而且能治疗头、颈等部位的疾病；咳嗽为肺系疾病，可以按摩手太阴肺经上的尺泽穴、鱼际穴、太渊穴和足太阴脾经上的太白穴；胃脘疼痛属胃部的病症，但可以按摩足阳明胃经上的足三里穴和足太阴脾经上的公孙穴；面部疾病可以按摩手上的合谷穴；目赤肿痛可按摩脚上的行间穴；久痢脱肛可按摩头顶的百会穴；急性腰扭伤可按摩鼻子下的水沟穴等。

3. 随证取穴

所谓随证取穴也可以被称为对证取穴，指的是根据身体的症状或者是病因病机而取穴，这时候的取穴是根据经络理论和穴位的主治功能来进行的。如通过按摩来治疗发热、失眠、多梦、自汗、盗汗、虚脱、抽风和昏迷等病症的时候，有时是非常难以选取穴位的，这就需要对病症进行辨证分析，看看病症能够归属于哪些脏腑和经脉，然后再根据一定的选穴原则进行选穴治疗。比如说由于心肾不交而造成的失眠可以选用神门穴和太溪穴；身体发热可以选用大椎穴和曲池穴；痰多的患者可以选用丰隆穴。还有一些穴位是具有双向调节作用的，比如说天枢穴既可以改善腹泻，又能够改善便秘；内关穴既可以缓和心率过慢，同时也可以缓解心率过快的症状；另外，足三里穴和关元穴等则可以被按摩来增强身体的免疫力。

◆ 配穴要注意的事项

选取两个或者两个以上，具有相同或者是相近的主治功能，同时还具有协同作用的穴位进行配伍应用的方法被称为配穴。在进行按摩的时候，穴位配伍得是否得当，将会直接影响到对疾病的治疗效果。

在进行配穴的过程当中，一般都会将主穴和配穴进行区分，穴位之间的配合也尽量做到少而精，这都是穴位按摩中要注意的。在穴位的搭配中常用的原则有本经原则、同名原则、表里原则、上下原则、前后原则、左右原则，以下便对这些原则进行简单的介绍。

1. 本经原则

将两个或者是几个位于同一个经脉之上的穴位挑选出来，共同进行按摩的方法便是本经配穴的原则，这种按摩的方法很适合某脏腑或经脉发生了病变但未涉及其他脏腑的情况。例如有肺部疾病时就可以采用位于同一条经脉上的中府穴和尺泽穴、太渊穴一起按摩。

2. 同名原则

同名配穴原则中所说的"同名"指的是如手阳明经和足阳明经这样的经脉名称相同的经络。在中医理论中，同名经有"同气相通"之说，所以它们也适合配合在一起用来治病。

比如说，当牙痛的时候就可以采用将手阳明经上的合谷穴和足阳明经上的内庭穴一起按摩的方法进行治疗；头痛时则可以采用手太阳经上的后溪穴和足太阳经上的昆仑穴一起按摩等。

3. 表里原则

表里配穴按摩的原则就相当于是中医里面所讲究的阴阳，即某个脏腑有病变时采用其表里经上的穴位一起进行按摩。例如，因为肝经与胆经相表里，肝发生病变的时候，可以把肝经上的太冲穴和胆经上的昆仑穴一起选出进行按摩。

4. 上下原则

以腰部为分界线，将上半身和下半身的穴位相结合进行按摩的方法被称为上下配穴原则，这个原则也可以解释为将腰部以上或者是上肢部位的穴位与腰部以下或者是下肢部位的穴位配合起来进行应用的方法。上下配穴法在临床上应用广泛，例如胃病就采用胳膊上的内关穴和小腿上的足三里穴；牙痛则采用胳膊上的合谷穴和脚上的内庭穴；脱肛则采用头上的百会穴和臀上的长强穴等。

5. 前后原则

将胸腹和背腰上的穴位配合按摩的原则被称为是前后配穴原则，又被称为"腹背阴阳配穴法"。在治疗脏腑类的病症时，大多采用这种方法进行选穴。比如，若是胃痛则可取胸腹上的中脘穴、梁门穴和腰背上的胃俞穴和胃仓穴；再如，哮喘病患者可以用胸腹上的天突穴和膻中穴配合腰背上的肺俞穴和定喘穴一起按摩。

6. 左右原则

以身体左右两侧的穴位相结合来按摩治疗的原则便是左右配穴的原则。比如说，在胃痛的时候，可以选取身体两侧的胃俞穴以及足三里穴共同进行按摩；心脏不舒服的时候可以把两侧的心俞穴和内关穴共同选出来，一起进行按摩。还有一种情况，如果左边的脸出现了面瘫，就可以取左侧的颊车穴和地仓穴，同右侧的合谷穴相配合来进行按摩治疗；如果左侧头痛则可以选取左边的头维穴和曲鬓穴，同右侧的阳陵泉穴相配合，共同按摩进行治疗。

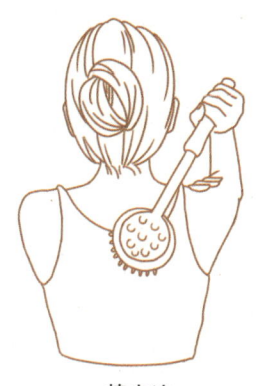

棒击法

◎ 对症按摩，为健康保驾护航

从现代中医的治疗方式来看，主流方式主要有 3 种，即按摩、针灸、用药，而选择的顺序是一按二针三用药，这主要是依照病情的轻重以及病情的发展决定的。在疾病初起阶段，如果病情很轻，还在浅表，那么用按摩是最合适的。如果病情比较重一点儿，在半表半里，那么就要选择针灸治疗。如果病情已经深入人体内了，仅凭手和针已经没有办法治疗了，或者说治疗效果比较慢，那就只能靠吃药。

在我们日常生活中，通过按摩可以预防和治疗哪些疾病呢？

糖尿病

预防糖尿病的一般按摩方法如下。

1. 抱腹颤动法

双手抱成球状，两个小拇指向下，两个大拇指向上，两掌根向里放在大横穴上（位于肚脐两侧 1 横掌处）；小拇指放在关元穴上（位于肚脐下 4 指宽处）；大拇指放在中脘穴上（位于肚脐上方 1 横掌处）。手掌微微往下压，然后上下快速地颤动，每分钟至少做 150 次。此手法应在饭后 30 分钟，或者睡前 30 分钟做，一般做 3～5 分钟。这种方法不仅能够降糖、降血压，还可以治疗便秘。

2. 叩击左侧肋部法

轻轻地叩击肋骨和上腹部左侧这一部位，约为 2 分钟，右侧不做。

3. 按摩三阴交法

三阴交穴位于脚腕内踝上 3 寸处，用拇指按揉，左右侧分别做 2～3 分钟。

以上疗法每天做 1～2 次。

◆ 自我按摩法

已患糖尿病的人也可以通过自我按摩来达到调整阴阳、调和气血、疏通经络、益肾补虚、清泄三焦燥热、滋阴健脾等作用。

糖尿病患者的自我按摩以胸腹部、腰背部、上下肢等部位的经络、穴位为主。一般采用先顺时针按摩 30～40 次，再逆时针按摩 30～40 次的方法进行。左右手交换进行或同时按摩。

1. 按摩肾区

清晨起床后及临睡前，取坐位，两足下垂，宽衣松带，腰部挺直，以两手掌置于腰部肾俞穴（第二腰椎棘突下离开 1 寸半），上下加压摩擦肾区各 40 次，再采用顺旋转、逆旋转摩擦各 40 次。以局部感到有温热感为佳。

2. 按摩腹部

清晨起床后及临睡前，取卧位或坐位，双手叠掌，将掌心置于下腹部，以脐为中心，手掌绕脐顺时针按摩 40 圈，再逆时针按摩 40 圈。按摩的范围由小到大，由内向外可上至肋骨，下至耻骨联合。按摩的力量，由轻到重，以患者能耐受、自我感觉舒适为宜。

3. 按摩上肢

按摩部位以大肠经、心经为主，手法以直线做上下或来回擦法为主，可在手三里（肘部横纹中点下 2 寸处）、外关（腕背横纹上 2 寸，桡骨与尺骨之间）、内关（腕横纹上 2 寸，掌长肌腱与桡侧腕屈肌腹之间）、合谷（手背，第一、二掌骨之间，约平第二掌骨中点处）等穴位上各按压、揉动 3 分钟。

4. 按摩下肢

按摩部位以脾经、肾经为主，手法以直线做上下或来回擦法为主，可在足三里（外膝眼下 3 寸，胫骨前嵴外 1 横指处）、阳陵泉（胖骨小头前下方凹陷中）、阴陵泉（胫骨内侧踝下缘凹陷中）、三阴交（内踝高点上 3 寸，胫骨内侧面后缘）等穴位上各按压、揉动 3 分钟。

5. 按摩劳宫穴

该穴定位于第二、三掌骨之间，握拳，中指尖下。按摩手法采用按压、揉擦等方法，左右手交叉进行，每穴各操作 10 分钟，每天 2~3 次，不受时间、地点限制。也可借助小木棒、笔套等钝性的物体进行按摩。

6. 按摩涌泉穴

该穴定位于足底（去趾）前 1/3 处，足趾跖屈时呈凹陷处。按摩手法采用按压、揉擦等方法，左右手交叉进行，每穴各操作 10 分钟，每天早晚各 1 次。也可借助足按摩器或钝性的物体进行自我按摩。

高血压

高血压患者在药物治疗的同时，也不妨采用自我按摩疗法来进行防治。通过按摩可以调节大脑皮层功能，改善脑内血液循环，使微血管扩张，血液增加，不仅能降低血压，还能防止动脉硬化。这有效地防止了药物的毒副反应，而且效果明显。

◆ 头部按摩法

中医称"头为诸阳之会"，人体十二经脉和奇经八脉都汇聚于头部，而且头部有几十个穴位。正确的按摩和一些日常的良好习惯对高血压患者可以起到意想不到的保健作用。

1. 梳头

梳头可以促进头部血液循环，起到疏通经脉、流畅气血、调节大脑神经等作用，对治疗眩晕、失眠、高血压、动脉粥样硬化等疾病也有较好的疗效。

每天早、中、晚各梳头一次，用力适中，头皮各部全部梳理一遍，每次2~3分钟。

2. 推发

两手虎口相对分开放在耳上发际，示指在前，拇指在后，由耳上发际推向头顶，两虎口在头顶上会合时把发上提，反复推发10次，操作时稍用力。两掌自前额像梳头样向脑部按摩，至后颈时两掌手指交叉以掌根挤压后颈，有降压的作用。

3. 叩头

双手五指分开成半屈状，用指端由前发际向后叩击，反复叩击12次，叩时要用力均匀并稍用力。

◆ 足部按摩法

足部与全身脏腑经络关系密切，承担身体全部重量，故有人称足是人类的"第二心脏"。有人观察到足与整体的关系类似于胎儿平卧在足掌面。头部向着足跟，臀部朝着足趾，脏腑即分布在跖面（脚掌）中部。根据以上原理和规律，刺激足穴可以调整人体全身功能，治疗脏腑病变。

中医经络学认为，脚心是肾经涌泉穴的部位，手心是心包经劳宫穴的部位，经常用手掌摩擦脚心，可健肾、理气、益智、交通心肾，使水火相济，心肾相交，有防治失眠、多梦等功效。对高血压病也有很好的疗效。

人体解剖学表明，脚上的血管和神经比其他部位多，无数的神经末梢与头、手、身体内部各组织器官有着特殊的联系。所以，通过对足部进行按摩，就能治疗许多疾病。其中治疗高血压病有很好的疗效。

治疗高血压的足部按摩法如下：

1. 按摩涌泉穴

此法简单、实用，具体方法为取坐位于床上，用两手拇指指腹自涌泉穴推至足根，出现局部热感后再终止操作，每日 1 ~ 2 次。

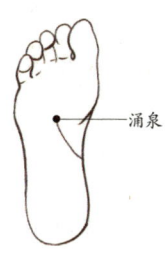

涌泉

根据按摩者的不同坐位可以分为不同的手法。

坐位：将一条腿放在另一条腿上，同侧手托住脚踝，对侧手用小鱼际部在涌泉穴做上下推擦，直到脚心发热为止，再换另一条腿。

坐床上：两脚心相对，用两手拇指指腹自脚跟往前推至涌泉穴，由上而下反复 36 次，推至脚心发热为止。

按摩涌泉穴动作要缓和、连贯，轻重要合适。刚开始速度要慢，时间要短，等适应后再逐渐加快按摩速度。在按摩脚心的同时，还要多动动脚趾。

2. 拿捏大脚趾

大脚趾是血压反射区所在，用手上下左右旋转揉搓即可有效防病治病。在血压突然升高时，立即用手的指甲掐住大脚趾与趾掌关节横纹正中央，血压便会下降。

进行足部按摩时应保持室内清静、整洁、通风，按摩前用温水洗净足部，全身放松。按摩结束后 30 分钟内患者应饮一杯温开水，这样有利于气血的运行，从而达到良好的按摩效果。

◆ 特效穴位及经络按摩法

特效穴位指的是：太阳、攒竹、内关、百会、天柱、风池、肩井、大椎、肝俞、心俞、肾俞、曲池、足三里穴等。

特效经络为：督脉、手阳明大肠经、足少阳胆经、足太阳膀胱经、足阳明胃经等。

按摩疗法：

（1）用双手拇指指腹按揉太阳、攒竹、百会穴，每穴每次各 2 分钟。

（2）用按摩棒按压、摩擦风池、曲池、内关穴，每穴每次各 2

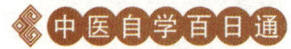

分钟。

（3）将双手五指分开成爪形，由前发际向后发际抹动，如十指梳头状，反复30次，或用木梳代替手指。

（4）用拇指和示指捏住耳郭，从上向下按揉，左右各50次。

颈椎病

针对颈椎病的快速按摩方法，可在症状加重时随时加以应用，但最好在早晨醒后进行。因为经过一夜的休息，颈背部的肌肉处于相对放松状态，有利于增强按摩的效果。

具体手法如下：

（1）首先，进行脸部按摩。用两手手掌分别搓脸的正面、侧面及耳后各10次，然后五指分开如梳头状自前向后10次。

（2）然后分别用左、右手揉擦对侧前颈各10次，揉拿对侧肩井穴各10次。

（3）随后擦后颈部10次，并上下移动、抓拿后颈部，依次用拇指点揉左、右风池穴及天柱、天鼎穴，用拇指对颈背部痛点进行按揉。

（4）最后一手托枕部，一手反掌托下颌，进行轻柔的头部上仰位旋转运动数次。

此外，头晕症状者，可将两手五指分开，用指尖轻叩头部；手臂麻木者，可沿上臂、前臂顺序揉搓，并配以曲池、合谷穴点按，以加强疗效。

自我按摩可每日进行1次，每次5~10分钟，坚持1~2个月以上可有较好疗效。

（1）用健侧的拇指或手掌自上而下按揉患侧肩关节的前部及外侧，时间1~2分钟，在局部痛点处可以用拇指点按片刻。

（2）用健侧手的第2~4指的指腹按揉肩关节后部的各个部位，时间1~2分钟，按揉过程中发现有局部痛点亦可用手指点按片刻。

（3）用健侧拇指及其余手指的联合动作揉捏患侧上肢的上臂肌肉，由下至上揉捏至肩部，时间1~2分钟。

（4）还可在患肩外展等功能位置的情况下，用上述方法进行按摩，一边按摩一边进行肩关节各方向的活动。

（5）最后用手掌自上而下地掌揉 1~2 分钟，对于肩后部按摩不到的部位，可用前面介绍的拍打法进行治疗。

哮喘

中医临床上运用按摩手法对哮喘的防治，治疗以补益肺、脾、肾为基础，在这个基础上化痰、宣肺、平喘，取得了一定的疗效。为了方便哮喘患者在生活中自我保健治疗，中医专家将专业的按摩手法进行了改变，设计了一套自我按摩防治哮喘的手法。

治疗哮喘常用手法为拿法、按揉法和擦法。

1. 拿法

用手掌和五指，像抓一把豆子那样用力提拿一定的身体部位。拿法并不是我们通常的拿东西，而要一松一紧地提拿，不是拿住不放。

在治疗时，每个治疗部位拿 20 次为佳。需要注意的是，进行拿法治疗的过程中，不能出现"掐"的动作，并以局部微微发热为宜。

2. 按揉法

按揉法主要用拇指在治疗部位上逐渐用力按压后，再做顺时针或逆时针方向的旋转揉动。

揉的时候注意按压的力量不可减弱，以局部感觉酸胀为佳。每个穴位按揉 1 分钟为宜。方向顺时针或逆时针均可。

3. 擦法

用手掌附着在治疗区域，进行直线的往返运动。操作时，手要紧贴皮肤，压力要保持但是不可过大。

擦法速度要掌握在每分钟来回各 50 次为好，以皮肤发红微热为佳。具体说来，可以通过不同穴位的自我按摩来治疗和预防哮喘。

（1）按揉重点穴位：天突穴、内关穴、列缺穴、曲池穴。

穴位：

天突穴位于颈部，前正中线上胸骨上窝中央。

内关穴位于前臂掌侧，曲泽与大陵的连线上，腕横纹上2寸，掌长肌腱与桡侧腕屈肌腱之间。列缺穴位于前臂桡侧缘，桡骨茎突上方，腕横纹上1.5寸，肱桡肌与拇长展肌腱之间。曲池穴位于肘横纹外侧端，屈肘，尺泽与肱骨外上髁连线中点。

作用：这四穴是推拿治疗哮喘急性发作期的关键用穴，使用按揉法，再辅助药物，可以有效缓解哮喘发作时出现的喘憋。在哮喘缓解期，此四穴同样可以用来强身健体，预防哮喘发作。

（2）家人协助直擦背部督脉经及膀胱经。

穴位：背部督脉经及膀胱经主要是从肩膀开始到腰眼，从中间向两边各延伸到肩胛骨内侧缘的长方形区域。

作用：督脉经和膀胱经是人体强壮的重要经络，可以让患者趴在床上，露出后背，家人用手掌从上向下或从下向上直线擦动，注意要使局部发热发红，但不要擦破。

（3）家人协助按揉脾俞穴、肺俞穴、定喘穴。

穴位：脾俞穴位于背部，第十一胸椎棘突下，旁开1.5寸。肺俞穴位于背部，第三胸椎棘突下，旁开1.5寸。定喘穴位于背部，第七颈椎棘突下凹陷，旁开0.5寸。

作用：此三穴为背部膀胱经治疗哮喘缓解期的重点应用穴。中医谈到的哮喘，根源在一个"痰"字上面，化痰是治疗哮喘的核心。痰的生成与肺、脾关系密切，按揉脾俞穴和肺俞穴是补益脾肺的首选，配合定喘穴，效果非常好。

（4）按揉风池穴，拿颈项部。

穴位：风池穴位于项部，枕骨之下，与风府相平，胸锁乳突肌与斜方肌上端之间的凹陷处。

作用：具有预防外感风寒的作用。如果天天做5～6次，每次1分钟，能有效提高免疫力，防止哮喘加重。注意应用此二手法时，要闭眼并放松。

（5）按揉膻中穴、关元穴、丰隆穴。

穴位：膻中穴位于胸部，前正中线上，平第四肋间，两乳头连线的中点。关元穴位于下腹部，前正中线上，脐中下 3 寸。丰隆穴位于小腿前外侧，外踝尖上 8 寸，条口外，距胫骨前缘 2 横指（中指）处。

作用：经常按揉膻中穴，会感到呼吸顺畅。按揉关元穴则能培元固本，增加体内抗炎物质的分泌。按揉关元穴也可以用手掌进行掌揉。而按揉丰隆穴是专门针对"化痰"这一功效，它是人体治痰的最有效穴位。

（6）掌擦胸胁、拿胸部穴位。

穴位：中府穴位于胸外侧部，云门下 1 寸，平第一肋间隙处，距前正中线 6 寸。云门穴位于胸外侧部，肩胛骨喙突上方，锁骨下窝凹陷处，距前正中线 6 寸。

作用：用手掌推擦胸肩部及两胁 20 ~ 30 次，以微有热感为宜。之后，拿胸肩部的云门穴、中府穴，此二穴为治喘良穴。

慢性胃炎

除了使用药物治疗之外，按摩也是一种极为有效的治疗方法。如果能够持之以恒地坚持进行按摩的话，仅用按摩疗法也是有可能将慢性胃炎治愈的。

具体有以下几种治疗方法：

（1）摩上腹：上腹是指肚脐以上的腹部。患者取仰卧位，以中脘穴为圆心，用掌根在腹部摩动大约 3 分钟。

（2）捏腹直肌：患者取仰卧位，两手分别从两旁夹住一侧的腹直肌，进行提拿，由上到下慢慢行进，一侧完毕后转为另外一侧，共持续 2 分钟。

（3）按揉曲池：患者取坐位，曲肘，以一手的中指指腹在另外一只手的曲池穴上进行按揉，按揉 1 分钟之后，再换另外一侧操作 1 分钟。在手部还具有一系列的穴位和反射区、反射点，通过对这些部位进行刺激，同样可以辅助治疗慢性胃炎，并且具有较好的疗效，可以加强药物的治疗效果，明显改善症状，手部按摩具有疏肝理气、健脾和胃等功效。

（4）揉天枢：患者取仰卧位，两手的示指分别抵住腹部的天枢穴，

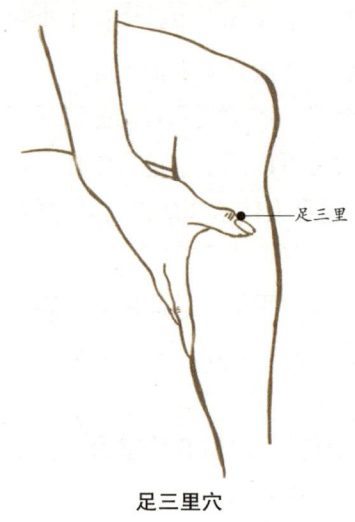

足三里穴

开始稍微用力揉动，渐渐地开始加力，以自己能够忍受为度。大约进行2分钟。

（5）叩点足三里：取坐位，拇指在外握拳，用拇指的指间关节背敲击同侧的足三里穴位，每侧敲击1分钟，共敲击2分钟。

慢性膝关节痛

◆ 自我按摩法

（1）点按膝周穴位。

坐在椅子上，双腿自然伸直，用两手大拇指点按膝眼（髌骨下方部，髌韧带两侧凹中）、血海（大腿内侧之下部，内上髁上2寸）、梁丘（膝盖上2寸两筋间）、鹤顶（髌骨上缘正中凹陷中）等穴位，每个穴点按约1分钟。

（2）按揉血海穴、梁丘穴。

刺激此二穴可有效增加股四头肌的血液供应，配合股四头肌锻炼可以防止肌肉萎缩，尤其对改善膝关节骨性关节炎的抬腿无力、屈伸困难症状效果显著。

（3）放松大腿肌肉。

坐在椅子上，用拿法、按揉法放松大腿前面的肌肉，从上至下，3～5分钟。

（4）放松小腿肌肉。

坐在椅子上，用拿法放松小腿后侧及外侧的肌肉，从上至下，3～5分钟。

（5）按揉髌骨。

坐在椅子上，双膝屈曲约90°，双足平放地板上，将手掌心放在膝关节髌骨上，五指微张开紧贴于髌骨四周，然后稍用力，30～50次。

（6）提拿髌骨。

坐在椅子上，双腿自然伸直，用五指抓住髌骨，向上提起，一提一放，30~50次。

（7）推擦膝关节。

坐在椅子上，双膝屈曲，用两手的掌指面分别附着大腿两旁，然后稍加用力，沿着大腿两侧向膝关节处推擦，3~5分钟。

◆ 保健措施

（1）股四头肌的静力收缩，即"大腿绷劲"。

采取坐位，将大腿的肌肉绷紧，坚持数秒钟后放松，一紧一松，反复练习，每次锻炼5~10分钟，每日2~3次。

（2）空蹬自行车。

采取仰卧位，两腿在空中做蹬车动作，模拟蹬自行车，以提高肌肉和韧带的弹性、韧性及关节的灵活性，消除膝部无菌性炎症，避免膝关节周围软组织粘连。每次3~5分钟，每天坚持2~3次。

（3）半蹲转膝法。

两脚立正，足根并拢，两膝微屈，两手扶于膝部，使两膝做顺、逆时针方向的回旋动作，每次3~5分钟，每天坚持2~3次。

（4）步行或慢跑。

步行和跑步可增强下肢肌力、韧带的韧性，以及膝关节的灵活性与稳定性。

提示：在做以上运动时，一定要循序渐进，活动范围由小到大，强度以不感觉疲劳和不适为度。

◆ 注意事项

（1）患有膝关节病的患肢不宜过度活动，避免寒冷刺激。

（2）引起膝部疼痛的还有半月板损伤、侧副韧带损伤等，理疗部位与方法相同，在保健和预防的时候一定注意。

（3）如果出现关节粘连的，尽量加大治疗强度。

（4）走路不要走太久，当膝盖觉得不舒服时就应立即休息。

（5）避免半蹲、全蹲或跪的姿势，如蹲马步。

（6）保持理想体重以减轻膝盖的负担。

（7）注意膝盖的保暖，可以穿长裤、护膝来保护膝盖。

（8）少搬重物，少穿高跟鞋。

（9）避免外伤及过度劳动。

第四章
现代人的四季养生之法

◎ 欲与天地同寿，养生从春天做起

春季阳气生发、大地回春，是养生保健的重要时节。从生理学角度，肝脏是人体的"生命塔"。我们的各种代谢和解毒、免疫功能都靠肝脏承担。中医理论明确指出，肝属木，应于春，所以在乍暖还寒的春季，我们一定要先注意保护好自己的肝脏。这也是春季养生的重中之重。

◆ 养肝即养人，食物滋养为上策

肝脏主管人体的生发，春气通于肝，所以春季最易使肝旺。这个季节养护好肝脏，才能保养好身体。

在诸多养肝方法中，食物滋养最为普遍，也是上策。总体而言，此时最重要的是饮食要清淡，尽量少吃或不吃辛辣、刺激性食物，这些食物会损伤肝气，直接影响到肝。如生姜、辣椒这些东西要尽量少吃。要多吃新鲜蔬菜、水果；平时不暴饮暴食或饥饱不匀，养成良好的饮食习惯。养肝血，则可以吃枸杞、当归、阿胶这些东西。

肝开窍明目，如果肝血不足，则易使两目干涩，视物昏花。中医有一句话："春令进补有诀窍，养肝明目是首要。"丹参黄豆汤是养肝的不错选择，即把丹参洗净放入砂锅中，黄豆洗净用凉水浸泡 1 小时，捞出倒入锅内加水适量煲汤，至黄豆烂，拣出丹参，加蜂蜜调味更好。当然猪肝枸杞子汤和枸杞红枣鸡蛋汤效果也不错。

下面，我们再具体地向大家介绍一下春季养肝的几种方法。

1. 以脏补脏鸡为先

鸡肝味甘而温，补血养肝，为食补养肝之佳品，较其他动物肝脏补肝的作用更强，且可温胃。具体用法是：取新鲜鸡肝 3 只，大米 100 克，同煮为粥服食。可治中老年人肝血不足、饮食不佳、眼睛干涩或流泪。此外，老年人肢体麻木者，也可用鸡肝 5 只，天麻 20 克，两味同蒸服，每日 1 次，服用半月，便可见效。

2. 以味补肝首选醋

醋味酸而入肝，具有平肝散瘀、解毒抑菌等作用。肝阳偏亢的高血压老年患者，每日可食醋 40 毫升，加温水冲淡后饮服；也可用食醋泡鸡蛋或醋泡黄豆，食蛋或豆，疗效颇佳。平素因气闷而肝痛者，可用食醋 40 毫升、柴胡粉 10 克冲服，能迅速止痛。

3. 以血补肝食鸭血

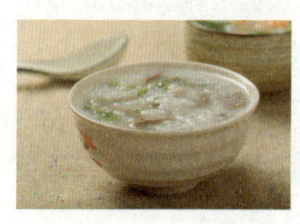

鸭血性平，营养丰富，肝主藏血，以血补血是中医常用的治疗方法。取鸭血 100 克、鲫鱼 100 克、白米 100 克同煮粥服食，可养肝血，辅治贫血，同时这也是肝癌患者的保肝佳肴之一。

4. 疏肝养血菠菜佳

菠菜为春天的应时蔬菜，它具有滋阴润燥、疏肝养血等作用，对肝气不舒及并发胃病的辅助治疗常有很好的疗效。

◆ 保肝救命，春天来杯三七花

三七花具有保肝明目、降血压、降血脂、生津止渴、提神补气之功效。食用方法简便，可用开水泡饮，或同茶共同泡饮，每次 4～6 朵；每天一杯三七花茶，不仅保肝，而且可治疗多种疾病。

（1）高血压病：将三七花、槐花、菊花各 10 克混匀，分 3～5 次放入瓷杯中，用沸水冲泡，温浸片刻，代茶饮用。

（2）急性咽喉炎：将三七花 3 克、青果 5 克，盛入瓷杯中，冲入沸水泡至微冷时，可代茶饮，每日按此比例泡 3 次饮用。

（3）清热、平肝、降压：将三七花10克揉碎，用开水冲泡，代茶饮。

（4）眩晕：将三七花10克与鸡蛋2个同煮至熟，捞出蛋敲碎壳，再次放入煮至30分钟，食蛋饮汤，可分2次食饮。

（5）耳鸣：将三七花5～10克与酒50克混匀，入锅中放水煮沸，待冷食用，连服1周为1个疗程。

◆ 想养肝，平时就不要乱发脾气

生活中，我们总能遇到一些脾气大的人，动不动就大发雷霆，即使是鸡毛蒜皮的小事。殊不知，从养生保健角度来讲，快乐可以增加肝血流量，活化肝细胞。而怒气不仅伤肝，也是古代养生家最忌讳的一种情绪。

中医里明确指出，"怒气一发，则气逆而不顺"。肝为"将军之官"，而将军动怒肯定不是什么好事，因此，想要养肝，在平时应尽量保持稳定的情绪。

一般来说，动不动就想发脾气的人，在中医里被归类为"肝火上炎"，意指肝管辖范围的自律神经出了问题。在治疗上，一般会用龙胆泻肝汤来平肝息火。透过发泄和转移，也可使怒气消除，保持精神愉快。新的科学研究显示，光是想到一些好玩的、有趣的事，这样的念头，也会增加脑内分泌更多使身心愉悦的化学物质。

◆ 过度疲劳，肝脏比你还累

在如今这个竞争压力十足的快节奏社会，经常熬夜加班、过度娱乐等，在我们的生活中可谓是司空见惯了。为此，也有很多人想利用周末再进行补觉，然而却感觉自己怎么都睡不够，殊不知那是我们的身体发出"过劳"的抗议信号。

对于终日劳碌的我们，肝脏的保养刻不容缓。这就要求我们从日常作息以及生活态度着手，避免因过度疲劳而带来身体上的伤害。

（1）睡眠一定要充足，每天至少保证8小时的睡眠。

（2）调整工作心态，不要过度追求完美，量力而行地制订工作

计划。

（3）积极进行体育锻炼，学会释放压力，培养多种兴趣爱好。

（4）保持良好的人际关系，多与朋友、家人交流、沟通。

（5）适时补充一些益于肝脏健康的食物。

◆ 春眠不觉晓，安睡要趁早

春天是人们最好的睡眠时节，因此人们常说"春眠不觉晓"，又有"春困"之说。一般来说，春天的睡眠质量比较高，也正适合进行调养。但是，还是有些人会因种种睡眠障碍而不得眠。那么，春季要如何睡眠呢？

首先，应该"夜卧早起"。一日之计在于晨，早在《黄帝内经》就有精辟论断，"夜卧早起，广步于庭，被毛缓行，以使志生"。就是讲，人要适应自然界的变化，要适当晚睡早起，到户外散步，悠然自得地舒展肢体，使精神活动寄望于大自然中。饭后、睡前闲庭漫步，不仅可消食化气，还可无思无虑，心身得以休养，神清气爽。春季睡眠宜"按时入睡，过时不候；午睡一刻钟，能夜补一小时；体脑并用，形与神俱，精神乃治"。

其次，也应注意，春木当令，性情亢奋的人易旧病复发。俗话说：黄花黄，疯子忙。但这种情况通过适当增加睡眠，静心修养，辨证治疗，可防治或缓解病情发展。在春暖花开季节，也是花粉过敏病高发时期，适当远离花粉地带，能起到预防作用。同时，也应注意到，春季睡眠与养生要和运动调养相结合。所谓"闻鸡起舞"，顺应生物节律习性，经过一夜睡眠，伸展疲倦的身躯，在空气清新的室外，选择适合自己锻炼的项目，吸收大自然活力，调养精神，炼气保精，增强抗病能力，使自己充满春天般的活力。

再次，食疗可助眠。春季睡眠不好，可参照以下食疗方案进行治疗。

葱枣汤

大红枣20克，葱白7根。将红枣洗净，用水泡1天，将葱白洗净备用。将红枣放入锅内，加水适量，用"武火"煮沸，约20分钟，再加葱白，再用"文火"煎10分钟。服用时吃枣喝汤。

枣麦桂圆汤

小麦60克，大枣14枚，去壳核桂圆肉7个，洗净后加水共煮，待枣麦熟后即可食用，每日1~2次。

五味子糕

将五味子碾成粉过筛备用，一次10克，再用糯米粉100克，把药粉加入拌匀，置笼上蒸熟，睡前趁热食用，每日1次。此方对遗精多梦、心悸失眠较有疗效。

莲心茶

取莲子心、生甘草各3克，开水冲泡当茶饮用，每日数次，具有清心、安神、降压功效。此方对患有高血压病、经常失眠的患者疗效较好。

百合汤

生百合100克，加水500毫升，文火煎煮烂后，分2次食用。此方适用于有肺结核病史的失眠患者。

◆ 春天，"泡森林浴"的大好时节

森林中树木散发出来的芳香空气，具有杀菌作用。春天"泡泡森林浴"，能培养人体的正气，达到祛病抗邪的目的。那么，怎样"泡森林浴"呢？

（1）散步：当我们在森林中漫行时，身体各个关节都会自动替自己"加油"，使各机能发挥出它的功能，身体的四肢及五脏六腑等都会自动协调、有韵律地活动着，尤其可以促进细胞的新陈代谢。

（2）做体操：在森林中行走、做体操，可以舒展筋骨和肌肉，减缓骨骼的老化过程，从而使人长寿。

（3）推拉运动：用手抓住树木的某个部位，全身随手臂的屈伸做来回运动，可用于治疗腰痛，还能使头、肩、背部得到舒展，消除疲劳。

（4）腹式呼吸：深吸一口气，在 15～20 秒内将气缓慢全部呼出；用鼻呼吸 10～20 秒；暂停呼吸 5 秒钟左右。将上述 3 个动作连续做 10～15 次，可以调和五脏六腑。

（5）仰天长啸：在森林中放开喉咙，昂首挺胸，仰望天空，尽情地有节律地发出吼声或呼叫声，每间隔半分钟至 1 分钟吼叫 1 声，连续 10～20 声为 1 次，每日 1 次，顿时就会精神振作、轻松愉快、心平气和、胃口大开。

（6）日光浴：森林中由于枯叶的作用，阳光疏密适中，人体能适当地受到紫外线照射且不会灼伤皮肤，从而增强人的体质。

（7）闭目养神：在森林中闭目养神，忘掉周围一切，在幽静的环境中，使大脑极度放松，可调节人的自律神经系统，对治疗神经衰弱、失眠症等，极为有效。

◎ 把握阳气生发，抓住健康命脉

走过色彩斑斓的春天，夏日的炎热便开始渐渐显露。从中医角度看，夏季阳气旺盛，正是大自然阴阳气化、阴消阳长之时，因此想要抓住健康的命脉，一定要把握阳气的生发。按照中医五行理论，夏季属火，对应的脏腑为"心"。这正如诸多医家所指——"夏主火，内应于心"。所以，养心成为夏季保健的一大关键点。

◆ 心脏最怕你暴饮暴食

不良饮食习惯会对健康造成损害是众所周知的事情，但当与朋友聚会时，大量的美食放在你的面前，你能把住自己的嘴吗？这时你也许会想，偶尔暴食一顿应该不会给身体带来什么不好的影响吧，于是，就开始大快朵颐。

太高兴会让人心气涣散，又吃了这么多东西，会怎么样呢？这就会出现中医里"子盗母气"的状况了。

所谓的"子盗母气"，是用五行相生的母子关系来说明五脏之间的病理关系。子在这里是指脾胃，母指心，就是说脾胃气不足而借调心之气来消化食物。

如果一个人本来就有心脏病，太高兴心气已经涣散了，然后这个时候又要暴饮暴食，脾胃的负担超负荷了，只好"借用"心气来消化这些食物，心气必然亏虚，因此心脏病患者（特别是老年人）在这个时候往往会突然发生心脏病，这就是乐极生悲了。

所以，不管是在平时，还是在节庆假日里，都要在饮食上有所节制，要把好自己的嘴，千万不要让美食成为生命的威胁。除此之外，日常在餐桌上，还应注意两多、三少。

（1）杂粮、粗粮应适当多吃：杂粮、粗粮营养齐全，且维生素B族丰富，其中的纤维素有益于心脏，且它在杂粮、粗粮中的含量比精米精面中的多。所以，这类食物应多吃。

（2）新鲜蔬菜、大豆制品应多吃：由于维生素C、纤维素、优质蛋白、维生素E等对心血管均有很好的保护作用，所以每顿吃新鲜蔬菜，每天不离豆制品应成为习惯。

（3）高脂肪、高胆固醇食品少吃点：脂肪和胆固醇摄入过多，可引起高血脂和动脉硬化，应少吃，尤其是肥胖者、高血压者、血脂偏高者、糖尿病患者以及老年人，更应少吃。

（4）盐要少吃一点：盐摄入量多可引起血压增高和加重心脏负担，应少吃些，除了菜做得淡一些以外，餐桌上不要摆放咸菜、酱菜和酱油。

（5）酒要少喝一点：少量饮酒特别是少饮些果酒，有益于心脏。相反，大量饮酒会伤害心脏。烈性酒最好一滴不饮。

◆ 吃得科学营养，过个"清苦"的夏天

人体要适应自然环境、季节气候的变化。夏天的特点是"热"，故以"凉"克之，"燥"以"清"驱之。因此，夏季营养补充的关键之一就在于"清"。

炎夏的饮食应以清淡质软、易于消化为主，少吃高脂厚味及辛辣上火之物。清淡饮食能清热、防暑、敛汗、补液，还能增进食欲。多吃新鲜蔬菜瓜果，既可满足所需营养，又可预防中暑。主食以稀为宜，如绿豆粥、莲子粥、荷叶粥等。还可适当饮些清凉饮料，如酸梅汤、菊花茶等。同时，也不要饮烈性酒，不用过浓的调味品，忌食辛辣食物等。

饮食清淡还要特别注意少钠多钾。钠主要以盐的方式存在，摄入过多可能诱发诸如高血压、冠心病、中风等多种致命性疾病。一旦提高了人体细胞内的钾含量，削减钠的含量，不仅能降低上述诸病的发病概率，而且能纠正细胞变异，甚至促使癌细胞"改邪归正"。一日三餐吃淡一点，将每天的食盐量控制在6克以下，不仅是夏季的饮食原则，也适用于其他季节。

除了清淡以外，夏季饮食还应该吃点苦味食物。祖国医学认为，夏季人之所以常有精神萎靡、倦怠乏力的感觉，乃是源于夏令暑盛湿重，既伤肾气又困脾胃之故。而苦味食物可通过其补气固肾、健脾除湿的作用，达到平衡身体机能的目的。苦瓜、苦菜、蒲公英、莲子、百合等都是佳品，可供选择。

再有，夏季不能暴饮暴食，就是不能吃得过饱，尤其晚餐更不应饱食。谚语说："少吃一口，活到九十九。"《黄帝内经·素问》指出"饮食有节""无使过之"。老人、小孩消化能力本来不强，夏季就更差，吃得过饱，消化不了，容易使脾胃受损，导致胃病。如果吃八成饱，食欲就会继续增强。

另外，夏季酷热，肠胃功能受其影响而减弱，因此在饮食方面就要调配好，有助于脾胃功能的增强。细粮与粗粮要适当配搭吃，一个星期应吃三餐粗粮，稀与干要适当安排。夏季以两稀一干为宜，早上吃面食、豆浆，中午吃米饭，晚上吃粥。荤食与蔬菜搭配合理，夏天应以青

菜、瓜类、豆类等蔬菜为主，辅以荤食。肉类以猪瘦肉、牛肉、鸭肉及鱼虾类为好。老人以鱼类为主，辅以猪瘦肉、牛肉、鸭肉。

夏季要少吃生冷食物，少冷饮，特别是冰。老人脾胃消化吸收能力已逐渐衰退，小儿、儿童消化机能尚未充盈，在夏季又要受到暑热湿邪的侵侮，影响了脾胃的消化吸收功能，如吃生冷食物、喝冷饮，就会损害脾胃。生冷食物是寒性食物，寒与湿互结，就会使脾胃受损，导致泄泻、腹痛之症发生。

夏季要按时进餐，不能想吃就吃、不想吃就不吃，这样会影响脾胃功能的正常活动，使脾胃生理功能紊乱，导致发生胃病。

最后，再为大家推荐几款夏季的绝佳饮食。

1. 最佳汤肴——番茄汤

夏令时节多喝番茄汤既可获得养料，又能补充水分，一举两得。番茄汤所含番茄红素有一定的抗前列腺癌和保护心脏的功效，最适合于中老年男性。

2. 最佳肉食——鸭肉

鸭肉不仅富含蛋白质，而且由于其属水禽，还具有滋阴养胃、健脾补虚、利湿的作用。

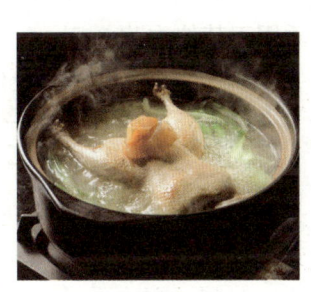

3. 最佳饮料——热茶

夏天离不开饮料，首选饮品应是极普通的热茶。红茶中富含钾元素，既解渴又解乏。

4. 最佳营养素——维生素 E

专家介绍，人在夏天会遇到三大危险，即强烈的日照、臭氧与疲劳，而维生素 E 可将这三大危险降到最低程度。维生素 E 在麦芽、麸皮面包、胡桃泥、奶制品等食物中含量较高。

◆ 碱性食物，夏季均衡膳食必选

夏至以后，酷暑的脚步近了，饮食自然不能不重视。盛夏之际，除了讲究饮食卫生、预防肠道传染病外，这"营养经"究竟该怎么念？

由于夏天炎热，人体出汗多，水分和矿物质流失大，同时人体活动增加，对能量的需求也较多。因此，应注意膳食营养摄入的均衡性。

从生理学角度讲，人体正常状态下，机体的 pH 值应维持在 7.3～7.4，略呈碱性。夏天人体新陈代谢旺盛，体内产生的酸性废物较多，较容易会形成酸性体质，容易引发病患。所以，此时特别需要注意多进食碱性食物，以保证人体正常的弱碱性。

对于酸碱性食物的区分，大家可能都存在错误观念，以为靠舌头品尝，以味觉来判定是酸味或涩味；或取石蕊试纸，按理化特性，看其颜色的改变，变蓝为碱性，变红为酸性；或以平日饮食之经验来区分，以为柠檬、醋、橘子、苹果等食物口味偏酸，因此属于酸性食物。总之众说纷纭。其实食物的酸碱性，取决于食物中所含矿物质的种类及含量。

碱性食物包括新鲜蔬菜、水果及鲜榨汁，它们除了增高体内碱性，还供给各种营养素，非常值得夏季多多进食。而各色汽水、酒类、牛奶和各色奶制食品，含糖分的甜品、点心及肥肉、红肉等，大多属于酸性食品，不宜过多食用。

◆ "夏日吃西瓜，药物不用抓"

西瓜又叫水瓜、寒瓜、夏瓜，堪称"瓜中之王"，因是汉代时从西域引入的，故称"西瓜"。它味道甘甜、多汁、清爽解渴，是一种富有营养、最纯净、食用最安全的食品。西瓜生食能解渴生津，解暑热烦躁。我国民间谚语云："夏日吃西瓜，药物不用抓。"说明暑夏最适宜吃西瓜，不但可解暑热、发汗多，还可以补充水分。

西瓜还有"天生白虎汤"之称，这个称号是怎么来的呢？白虎汤是医圣张仲景创制的主治阳明热盛或温病热在气分的名方。该病以壮热面赤、烦渴引饮、汗出恶热、脉象洪大为特征，一味西瓜能治如此复杂之疾病，可见其功效不凡。

关于西瓜的功效，《本草纲目》中记载其"性寒，味甘；清热解暑、除烦止渴、利小便"。西瓜含有的瓜氨酸，不仅具有很强的利尿作用，还是治疗肾脏病的灵丹妙药，对因心脏病、高血压以及妊娠造成的水肿也很有效果；西瓜可清热解暑，除烦止渴。西瓜中含有大量的水分，在急性热病发烧、口渴汗多、烦躁时，吃上一块又甜又沙、水分充足的西瓜，症状会马上改善；吃西瓜后尿量会明显增加，由此可以减少胆色素的含量，并可使大便通畅，对治疗黄疸有一定作用。

新鲜的西瓜汁和鲜嫩的瓜皮还可增加皮肤弹性，减少皱纹，增添光泽。因此，西瓜不但有很好的食用价值，还有很经济实用的美容价值。

西瓜除了果肉，其皮和种子中也含有有效成分。比如，治疗肾脏病可以用皮来煮水饮用，而膀胱炎和高血压患者则可以煎煮种子饮用。

但是，西瓜性寒，脾胃虚寒及便溏腹泻者忌食；含糖分也较高，糖尿病患者当少食。

最后，再为大家推荐两款贴心的西瓜药膳。

西瓜酪

原料： 西瓜 1 个（约重 2500 克），罐头橘子 100 克，罐头菠萝 100 克，罐头荔枝 100 克，白糖 350 克，桂花 2.5 克。

制法： 整个西瓜洗净，在西瓜一端的 1/4 处打一圈人字花刀，将顶端取下，挖出瓜瓤，在瓜皮上刻上花纹。将西瓜瓤去子，切成 3 分见方的丁。另把菠萝、荔枝也改成 3 分大小的丁。铝锅上火，放清水 1250 毫升，加入白糖煮开，撇去浮沫，下入桂花。等水开后把水过箩晾凉，放入冰箱。将西瓜丁、菠萝丁、荔枝丁和橘子，装入西瓜容器内，浇上冰凉的白糖水即成。

功效： 解暑除烦、止渴利尿。

西瓜粳米红枣粥

原料： 西瓜皮 50 克，淡竹叶 15 克，粳米 100 克，红枣 20 克，白糖 25 克。

制法： 将淡竹叶洗净，放入锅中，加水适量煎煮 20 分钟，将竹叶去掉。把淘洗干净的粳米及切成碎块的西瓜皮及红枣同置入锅中，煮成稀粥后加入白糖即可食用。

功效：对心胸烦热、口舌生疮、湿热黄疸有效。

◆ 凉茶新喝法，盛夏享口福

夏天偏热多湿的气候容易使人上火，而凉茶是去暑败火最直接有效的方法。下面介绍的几款凉茶中，总有一款适合你。

（1）西瓜皮凉茶：可将外皮绿色的那一层利用起来，洗净后切碎去渣取汁，再加入少量白糖搅拌均匀，有去暑利尿解毒之功。

（2）陈皮茶：将干橘子皮10克洗净，撕成小块，放入茶杯中，用开水冲入，盖上杯盖闷10分钟左右，然后去渣，放入少量白糖。稍凉后，放入冰箱中冰镇一下更好。

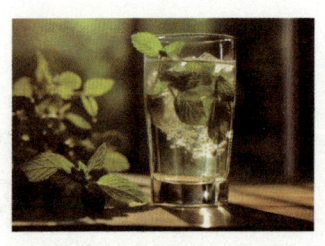

（3）薄荷凉茶：取薄荷叶、甘草各6克放入锅内，加2500克水，煮沸5分钟后，放入白糖搅匀，常饮能提神醒脑。

（4）橘子茶：将橘子肉和茶叶用开水冲泡，可制成橘子茶，它可防癌、抗癌和预防心血管疾病，如果将经过消毒处理的新鲜橘子皮与白糖一同冲喝，还能起到理气消胀、生津润喉、清热止咳的作用。

（5）桑菊茶：将桑叶、白菊花各10克，甘草3克放入锅中稍煮，然后去渣叶，加入少量白糖即成，可散热清肺润喉，清肝明目，对风热感冒也有一定疗效。

（6）荷叶凉茶：将半张荷叶撕成碎块，与中药滑石、白术各10克，甘草6克，放入水中，共煮20分钟左右，去渣取汁，放入少量白糖搅匀，冷却后饮用，可防暑降温。

（7）淡盐凉茶：开水500毫升冲泡绿茶5克，食盐2克，晾凉待饮，能止渴解热除烦，治头晕恶心。

（8）果汁红茶：锅中加水750毫升，加热至沸倒入红茶40克，微沸5分钟，离火去茶叶，晾凉后放入冰箱。饮用时在杯中倒入红茶40

毫升，放少许柠檬汁、橘汁、白砂糖，再加冰水 150 毫升，滴入少许白兰地酒，放橘子一瓣，碎冰少许。既可去火，又很爽口。

◆ 养心，最好为自己培养一个爱好

中医一贯强调"养生之要，首在养心"，但这个"心"具体怎么养，就仁者见仁、智者见智了。国医大师李振华提出的爱好养生法，实际上就是从养心的角度来养生。他认为，人要有所依托，有一种健康的爱好，这样才能保持对社会、对生活的兴趣，进而使身心健康。

事实上，李振华本人就是爱好养生法的受益者，已至耄耋之年的他，依然吃得好、睡得香，这与他每天练习书法不无关系。练习书法讲求姿势正确，即要求头正身直、臂开足安、悬肘松肩，要求平气凝神、排除杂念。表面看起来挥毫起笔只有手在动，实际上是手指、腕、肘、肩带动全身的运动，将精、气、神全部倾注于笔端。整个过程酷似打太极拳，又像练气功。意力并用，动静结合，既增强了手、脑的协调能力，又锻炼了四肢的功能。可以说，书法不但是一种艺术享受，也是一种健身活动。

除了书法之外，绘画、垂钓、养花、下棋等，都是很好的养生方法，大家不妨抽出一些时间来，从中选择一种有意识地加以培养。

◆ 走出夏天睡眠误区，做个"仲夏夜之梦"

看过《仲夏夜之梦》的人，肯定对剧中轻松、愉快的情节印象深刻。那么，你有没有想在炎热的夏季做一个美满的"仲夏夜之梦"呢？炎热的夏天是人们最难入眠的季节。

夏季天长夜短，人们白天活动的时间延长，夜间睡眠的时间不足，再加上暑热湿盛，更使人心浮气躁。蚊虫叮咬、他人干扰等，都使人难以入静。其实，只要你能够走出下列睡眠误区，就一定会舒舒服服地睡个好觉，拥有一个恬静的"仲夏夜之梦"。

第一，忌袒胸裸腹。尽管夏日天气炎热，在晚上睡觉时仍应穿着背心或薄衬衫，腹部、胸口盖条被单，以避免着凉而引起腹痛、腹泻。对于这一点，老年人、幼儿更应该注意。

第二，忌室外露宿。即使在夏季气温很高的夜晚，也不能因贪图凉快，在廊檐、室外露宿，以防蚊叮虫咬或因露水沾身而发生皮肤感染或头昏脑涨、四肢乏力。

第三，忌睡地板。夏季，有些人只因图一时凉爽，在水泥地或潮湿的地面上铺席而卧。这样很容易因湿气、邪寒袭身，而导致风湿性关节炎、腰酸腿痛或眼睑水肿等病症，损害身体健康。

第四，忌穿堂风。夏季，通道口、廊前虽然风凉，但是"坐卧当风"。在这样的地方睡觉，虽然凉爽，但很容易受凉、腹痛、感冒。

第五，忌睡塑料凉席。夏季的夜晚，有的人图凉快，睡在塑料凉席上。这是很不科学的。由于塑料制品的透气性差，不能吸汗，水分滞留，不易蒸发。这样一来，不但影响睡眠，还会危害身体健康。

第六，忌少睡午觉。夏季日长夜短，气温高，人体新陈代谢旺盛，消耗也大，容易感觉疲劳。而夏季午睡可使大脑和身体各系统都得到放松，也是预防中暑的措施之一。

第七，忌开着空调睡觉。很多人为贪图凉快，整夜开着空调睡觉。这样危害很大，因为入睡后，人体的血液循环减慢，抵抗力减弱，极易受凉而引起感冒。所以即使你一定要开空调睡觉，也记得给自己盖一床薄被。

◆ 保足阳气，长夏防湿"三注意"

中医称夏末秋初为长夏时期，其气候特点是多湿，所以《理虚元鉴》特别告诫人们"长夏防湿"。这个季节多雨潮湿，水汽上升，空气中湿度最大，加之或因外伤雾露，或因汗出粘衣，或因涉水淋雨，或因居处潮湿，以致感受湿邪而发病者最多。

现代科学研究证实，当热环境中空气相对湿度较大时，有碍于机体蒸发散热，而高温条件下蒸发是人体的主要散热形式。空气中大量水分使机体难以通过水分蒸发而保持产热和散热的平衡，出现体温调节障碍，常常表现出胸闷、心悸、精神委靡、全身乏力。

总体来说，长夏防湿，主要应做到以下几点。

1. 居住环境，避免潮湿

《黄帝内经》提出："伤于湿者，下先受之。"意思是湿邪伤人，最容易伤人下部。这是因为湿的形成往往与地的湿气上蒸有关，故其伤人也多从下部开始，如常见的下肢溃疡、湿性脚气、妇女带下、下肢关节疼痛等，往往都与湿邪有关。因此，在长夏季节，居室一定要避免潮湿，尽可能做到空气流通，清爽、干燥。

2. 饮食清淡，易于消化

祖国医学认为，湿为阴邪，易伤阳气。因为人体后天之本——脾喜燥而恶湿，所以，长夏季节湿邪最易伤脾，一旦脾阳为湿邪所遏，则可导致脾气不能正常运化而气机不畅，可见脘腹胀满、食欲不振、大便稀溏、四肢不温、口甜苔腻脉濡等症。若影响到脾气升降失司，还能出现水液滞留，常见水肿形成、目下呈卧蚕状，也可见到下肢肿胀。因此，长夏季节最好少吃油腻食物，多吃清淡易于消化的食物，如元代著名养生家丘处机所说："温暖，不令大饱，时时进之……其于肥腻当戒。"这里还指出，饮食也不应过凉，因为寒凉饮食最能伤脾的阳气，造成脾阳不足。此外，由于消化功能减弱，一定要把好"病从口入"这一关，不吃腐烂变质食物，不喝生水，生吃瓜果蔬菜一定要洗净，应多食清热利湿的食物，使体内湿热之邪从小便排出。常用的清热利湿食物以绿豆粥、荷叶粥、红小豆粥最为理想。

3. 避免外感湿邪

由于长夏阴雨连绵，人们极易感受外来湿邪的侵袭，出现倦怠、身重、嗜睡等症，严重者还能伤及脾阳，造成呕吐腹泻、脘腹冷痛、大便稀薄。因此，长夏一定要避免湿邪侵袭，做到外出带伞、及时避雨。若涉水淋雨，回家后要立即服用姜糖水。有头重、身热不扬等症状者，可服藿香正气水等。此外，由于天气闷热，阴雨连绵，空气潮湿，衣物极易发霉，人也会感到不适。穿着发霉的衣物，容易感冒或诱发关节疼痛，因此，衣服要经常晒一晒。

◎ 平定内敛，收获大自然的金秋祝福

金秋时节，雨量减少，空气湿度相对降低，气候偏于干燥。此时，我们最容易出现肺部疾病，常见的有感冒、咳嗽、哮喘等，若不小心医治很容易使症状加重。近年临床死因资料表明，感染是引起死亡的主要原因，其中绝大多数为肺部感染。因此，秋季养生重在养肺，滋阴润肺、防治肺气虚衰是秋季养生的当务之急。

◆ 养肺防衰，重在多事之秋

中医提出"笑能清肺"的观点，笑能使胸廓扩张，肺活量增大，胸肌伸展，笑能宣发肺气、调节人体气机的升降、消除疲劳、驱除抑郁、解除胸闷、恢复体力，使肺气下降、与肾气相通，并增加食欲。清晨锻炼，若能开怀大笑，可使肺吸入足量的大自然中的"清气"，呼出废气，加快血液循环，从而达到心肺气血调和，保持人的情绪稳定。

秋季养肺首先要注意作息有规律。应该早卧以避风寒，早起以领略秋爽，使精神安定宁静，如此才能不受秋天肃杀之气的影响。

在心态情绪方面要使精神内守，不急不躁，这样在秋天肃杀的气象中，仍可得到平和，肺呼吸正常，这是秋天的养生大道。

在饮食方面，由于秋天燥邪为盛，最易伤人肺阴，此时可以通过食疗达到生津润肺、补益肺气之功。

干燥的秋天，每天通过皮肤蒸发的水分在 600 毫升以上，所以，补水是秋季养肺的重要措施之一。一个成年人每天喝水的最低限度为 1500 毫升，而在秋天喝 2000 毫升才能保证肺和呼吸道的润滑。因此，每天最好在清晨和晚上临睡之前各饮水 200 毫升，白天两餐之间各饮水 800 毫升，这样，可使肺脏安度金秋。

在秋季经常沐浴也能起到养肺的作用，沐浴有利于血液循环，使肺与皮毛气血相通。一般秋季洗澡的水温最好在 25℃ 左右，洗浴前 30 分钟，先喝淡盐开水 1 杯，洗浴时不宜过分揉搓，以浸浴为主。

古代医书中提到"形寒饮冷则伤肺"，就是说如果没有适当保暖、避风寒，或者经常吃喝冰冷的食物、饮料，则容易损伤肺部机能而出现

疾病。因此饮食养肺应多吃玉米、黄豆、黑豆、冬瓜、番茄、藕、甘薯、猪皮、梨等，但要根据个人体质、肠胃功能酌量选用。

"通腑气"是改善肺功能、防止肺病的一个有效途径。古人常说："若要长生，肠中常清。"肺与大肠相表里，大肠不通就会影响气的肃降，导致肺气上逆，气道不利。临床上大多数慢性支气管炎患者都有大便秘结的症状，而通过通大肠不仅能降肺气、泄浊阴，还有利中焦、调脾胃之效。在生活中则应常吃猪血，因为猪血里的血浆蛋白质经人体胃酸和消化液中的酶分解后，可产生滑肠作用，能与侵入人体的粉尘、有害金属微粒等结合并随大便排出体外。新鲜蔬果、蜂蜜等富含纤维素的食物，不仅可润肠通便，还能治肺补肺。

◆ 护肺，关键看你会吃不会吃

肺是我们身体内的重要器官，保护肺是我们的职责，那么怎样做才能更好地保护肺呢？首先就要从吃开始。有养肺功能的水果，在秋季不妨多吃一些。

（1）梨：梨有清热解毒、润肺生津、止咳化痰等功效，生食、榨汁、炖煮或熬膏，对肺热咳嗽、麻疹及老年咳嗽、支气管炎等症有较好的治疗效果。

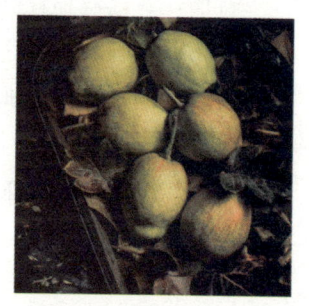

（2）柑橘：柑橘性凉味甘酸，有生津止咳、润肺化痰、醒酒利尿等功效，适用于身体虚弱、热病后津液不足口渴、酒后口干口渴等症，榨汁或蜜煎，治疗肺热咳嗽尤佳。

（3）柿子：柿子有润肺止咳、清热生津、化痰软坚之功效。鲜柿生食，对肺痨咳嗽、虚热肺痨、咳嗽痰多、虚劳咯血等症有良效。

（4）白果：白果别名灵眼、银杏、佛指柑、鸭脚子。其性平，味甘、苦，入肺、脾经，具有滋阴润肺、养血生肌的作用。

（5）燕窝：中国传统中医学认为：燕窝具有养阴、润燥、益气、补中、抗衰、疗病等功效。用燕窝与银耳、冰糖适量炖服，可治干咳、盗

汗、肺阴虚证。

（6）白萝卜：现代研究认为本品含芥子油、淀粉酶和粗纤维，具有促进消化，增强食欲，加快胃肠蠕动和止咳化痰的作用。祖国医学认为本品味辛甘，性凉，入肺胃经，为食疗佳品，可以治疗或辅助治疗多种疾病。

（7）银耳：中医认为，银耳味甘淡，性平，归肺、胃经，具有滋阴润肺、养胃生津的功效，适用于虚劳干咳、少痰或痰中带血丝，口燥咽干，神经衰弱，失眠多梦等。

（8）玉竹：玉竹性味甘、平，无毒。含生物碱、强心苷、铃兰苦苷等，玉竹的铃兰苷有强心作用，小剂量可使心搏增速和加强，大剂量则相反。玉竹主治时疾寒热，内补不足，止消渴，润心肺。

（9）杏仁：杏仁性味辛、苦、甘、温，有小毒。苦杏仁主咳逆上气。甜杏仁又名巴旦杏仁，为滋养缓和性止咳药，主治咽干、干咳。

不过，肺虚的朋友应忌吃下列食物。

石榴：石榴有损耗肺气之弊，故凡肺气虚者，不宜多食。

荸荠：凡肺气虚弱之人，无论咳嗽还是虚喘，皆不宜多食。

胡桃：胡桃是一味典型的辛辣刺激性食品，古代医家认为多食动气燥液，耗气伤阴。

薄荷：味甘辛，辛能发散，耗伤肺气。

最后，再向各位朋友介绍几款养肺美味，让你的肺置于温馨的呵护中。

蜂蜜蒸百合

原料：百合100克，蜂蜜50克。

制法：将百合洗净后与蜂蜜合并混匀，置于碗中上锅隔水蒸熟即可。

功效：本品具有润肺止咳之功效。

白果炖乌骨鸡

原料：乌骨鸡1只，白果、莲肉、糯米各15克，胡椒3克，调料适量。

制法：将乌骨鸡宰杀后，用开水烫去毛，腹部开小孔，取出肠杂，洗净血水。将白果去壳、取仁去芯；莲肉、糯米用温开水泡发并洗净，然后根据自己的口味调味后放入鸡腹中。在锅中加入适量清水，放入处理好的乌骨鸡，用旺火烧沸，除去汤面上的浮沫，再改用小火炖至鸡肉熟烂即可。

功效：本品具有补肾固肺、止咳平喘、健脾和胃、平肝祛风之功效。

洋参雪耳炖燕窝

原料：雪耳60克，燕窝90克，西洋参30克。

制法：将雪耳用适量清水泡开后洗净，撕成小朵。将燕窝用适量清水浸泡后洗净，除去羽毛、杂质。将西洋参洗净后切成片。将西洋参片、雪耳碎片、燕窝一同置于炖盅内，加入适量开水，盖上炖盅盖，上锅用小火隔水炖3小时，加入适量冰糖调味即可。

功效：本品具有益气、润肺、止咳、降肺火、润肺燥、生津液之功效。

海松子鸡蛋汤

原料：鸡蛋3个，香菇、海松子60克，醋30毫升，骨头汤（鸡汤、肉汤也可以）、蔬菜各适量，盐、黄酒、胡椒、芝麻油各少许。

制法：将海松子敲破；香菇切成细末。将海松子置于锅中，加入适量清水煎煮半小时后，滤去渣滓，倒入骨头汤内。在锅内加入 3 碗清水，再加入醋烧开，将鸡蛋打入锅内（不要碰蛋黄），煮至半熟时，将鸡蛋捞起置于凉水碗中，除去酸味。将海松子骨头汤倒入锅中煮沸，再加少许盐、黄酒、胡椒、香菇末、蔬菜略煮，将鸡蛋放入锅内煮沸后，淋少许芝麻油即可。

功效：本品具有润肺止咳、滑肠通便、滋补强身之功效。

萝卜蜜饮

原料：萝卜 500 克，蜂蜜适量。

制法：将萝卜洗净后捣碎，置于砂锅中，加入适量蜂蜜及清水煮沸后，改用小火煎煮 10 分钟即可。

功效：本品具有润肺消痰、宽中消食、健脾胃之功效。

◆ 秋季饮食，少辛多酸、合理进补

秋季饮食，宜贯彻"少辛多酸"的原则。所谓少辛，是指少吃一些辛味的食物。因为，肺属金，通气于秋，肺气盛于秋。少吃辛味，可有效防止肺气太盛。

具体来讲，一方面可食用芝麻、糯米、蜂蜜、荸荠、葡萄、萝卜、梨、柿子、莲子、百合、甘蔗、菠萝、香蕉、银耳、乳品等食物，也可食用人参、沙参、麦冬、川贝、杏仁、胖大海、冬虫夏草等益气滋阴、润肺化痰的保健中药制作的药膳；另一方面要少吃葱、姜、韭菜、辣椒等辛味之品，而要多吃酸味的水果和蔬菜。

同时，根据中医"春夏养阳，秋冬养阴"的原则，虽然进入秋季是进补的大好时节，但进补不可乱补，应注意五忌。

一忌无病进补。无病进补，既增加开支，又害自身。如服用鱼肝油过量可引起中毒，长期服用葡萄糖会引起发胖。血中胆固醇增多，易诱发心血管疾病。

二忌慕名进补。认为价格越高的药物越能补益身体，人参价格高，又是补药中的圣药，所以服用的人就多。其实滥服人参会导致过度兴

奋、烦躁激动、血压升高及鼻孔流血。

三忌虚实不分。中医的治疗原则是虚者补之，不是虚证病人不宜用补药。虚病又有阴虚、阳虚、气虚、气血虚之分。对症下药才能补益身体，否则适得其反。

四忌多多益善。任何补药服用过量都有害，因此，进补要适量。

五忌以药代食。重药物轻食物是不科学的，药补不如食补。

此外，秋季养生可以分为初秋、中秋和晚秋3个阶段。初秋之时，欲食之味宜减辛增酸，以养肝气。古代医学家认为，秋季，草木零落，气清风寒，节约生冷，以防疾病，此时宜进补养之物以生气。《四时纂要》说："取枸杞浸酒饮，耐老。"中秋炎热，气候干燥，容易疲乏。此时首先应多吃新鲜少油食品。其次，应多吃含维生素和蛋白质较多的食物。晚秋临近初冬，气候愈渐寒凉，这时秋燥易与寒凉之邪结合而侵袭人体，多见凉燥病症。这时应多吃微温或性平味甘酸的食物，以养肺强身抗凉燥；少吃或不吃寒性之品，以免雪上加霜。

◆ 秋天，亲近茶就是亲近健康

近年来，人们不断发现茶叶所含的营养成分及其药理作用，其保健功能和防治疾病的功效得到肯定。秋天喝茶可治病，如能根据自身体质选用适宜饮品，对增进健康、增强体质大有好处。

下面，教大家3种可以自己在家操作的天然茶饮，秋天常喝是一种美好又健康的享受。

萝卜茶

原料：白萝卜100克、茶叶5克以及少量食盐。

制法：先将白萝卜洗净切片煮烂，略加食盐调味（不要放味精），再将茶叶用水冲泡5分钟后倒入萝卜汁内服用，每天2次，时间不限。

功效：有清热化痰、理气开胃之功，适用于咳嗽痰多、吃饭不香等。

姜苏茶

原料：生姜、苏叶各3克。

制法：将生姜切成细丝，苏叶洗净，用开水冲泡10分钟代茶饮用。每日2剂，上下午各温服1剂。

功效：有疏风散寒、理气和胃之功，适用于风寒感冒、头痛发热，或有恶心、呕吐、胃痛腹胀等肠胃不适型感冒。

银耳茶

原料：银耳20克，茶叶5克，冰糖20克。

制法：先将银耳洗净加水与冰糖（不要用绵白糖）炖熟；再将茶叶泡5分钟取汁加入银耳汤，搅拌均匀服用。

功效：有滋阴降火、润肺止咳之功，适用于阴虚咳嗽。

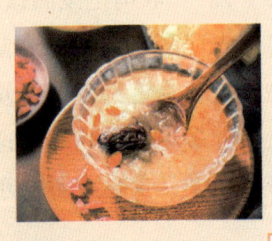

◆ 秋爽宜睡，但很有讲究

"天凉好个秋"，秋天气候宜人，实在是睡眠的好季节。但有些人，只知道秋爽宜睡，却不注意秋季睡眠的方式方法，不仅辜负了凉爽宜睡的条件，而且不利秋季的养生保健。因此，讲讲秋季的睡眠之道，还是很有必要的。

秋季睡眠总的原则是早睡早起，以应秋候。《素问·四季调神大论篇》中说："秋三月，此谓容平。天气以急，地气以明，早卧早起，与鸡俱兴。使志安宁，以缓秋形，收敛神气，使秋气平，无外其志，使肺气清。此秋气之应，养收之道也。"这就是说，在秋季的这3个月中，秋爽气清，万物收藏，人的起居调摄应与气候相适应。经过一个相对少眠的夏季，秋季能注重搞好睡眠，正好借此予以补偿。

除了早睡早起，秋季的睡眠还应注意以下几个方面。

（1）忌睡前进食。睡前进食，会增加肠胃负担，不但会影响入睡，而且容易造成消化不良。如长期睡前进食，肯定有害身体。当然，也不能饿着上床。睡前如感到饥饿，可适当吃点温软的食物，且应在食后休息一会儿再睡觉。

（2）忌睡前饮茶饮咖啡。茶和咖啡中的咖啡碱能刺激中枢神经系统，引起兴奋，难以入眠。加之饮用过多的茶或咖啡造成夜间尿频，不利睡眠。

（3）忌睡前情绪激动。睡前激动、气愤、情感起伏，会引起气血的紊乱，不但直接导致失眠，而且还会伤害身体。因此，睡前一定要控制好自己的情绪，尽量保持平静，力戒气恼、忧愁、焦虑，特别是不能大动肝火。

（4）忌睡前过度娱乐。有人喜欢晚上娱乐，尤其是年轻人，晚上玩起来就不顾时间了。而过度的娱乐活动，会使人的神经持续兴奋，显然要影响睡眠。为此，晚上如要娱乐，不要玩得太晚。娱乐后，应通过散步或静坐等方式，使自己平静下来，再上床睡觉。

（5）忌睡时多言。上床后，卧躺着多说话，也会使人兴奋，不易入睡。同时，卧躺多说，易伤肺气。因此，上床后如同室有人，你自己首先不要多与别人交谈，如别人要拉你交谈，那也不要谈得太久，可婉言向对方说明躺在床上，不宜长谈。

（6）忌睡时掩面。睡时，如用毯子或被子掩住自己的脸，会影响呼吸并造成缺氧，对身体健康极为不利。

（7）忌睡时张嘴。睡觉闭口有利保养元气。如果张开嘴巴，用嘴呼吸，吸入冷空气和灰尘极易伤及咽喉、肺部，胃也会因之而着凉。故张嘴睡觉的坏习惯一定要改。

（8）忌睡时被风吹。人体在睡眠状态下对环境变化的适应能力下降，易受风邪侵袭。因此秋季睡觉时，千万不要睡在风口上，卧室的窗户不宜开得太大，特别在风大的时候，更要警惕。

◆ 秋闲晒太阳，远离细菌和疾病
一般人认为，冬天应常晒太阳。其实，秋天也应多晒太阳。

光线按其波长可分为紫外光、可见光、红外光。可见光介于红外光和紫外光之间，波长为400～800纳米，对细菌一般无影响。但连续照射对某些细菌，如链球菌、脑膜炎双球菌有杀菌作用。

红外线能使物体发热，人的皮肤表层能吸收长波红外线，深层能吸收短波红外线。因此在阳光的照射下，可使毛细血管扩张，血流加快，增强新陈代谢，促进细胞增长，改善皮肤营养。因而能使人精神愉快，食欲增加，强身健体，提高学习和工作效率。另外，红外线还有消炎止痛的作用。正因为如此，在碧空如洗的蓝天之下，人们能够在海水、沙滩、阳光下自由徜徉，袒胸露背地进行阳光浴成为不少人所追求的一种时尚。

阳光是有效的天然杀菌因素，许多细菌在阳光的直接照射下容易死亡。烟尘笼罩的空气，玻璃及有机物等均可减弱阳光的杀菌能力。因此阳光只能作为辅助消毒的方法。阳光杀菌作用的主要成分是紫外线。

紫外线与红外线相比，其波长最短，但对人体的益处较多。紫外线能促进黑色素生长，使皮肤角质层增厚，阻碍病毒、细菌等有害物质侵入皮肤。直射的紫外线能直接杀死细菌和病毒，散射的紫外线能削弱病毒和细菌活动，抑制其生长繁殖。

◎ 养精蓄锐，为生命银行增加储蓄

冬季，天寒地冻，万物蛰伏。在这个气候寒冷的季节，万物敛藏，人体新陈代谢亦趋缓慢，机体的生理功能和食欲都会有所减退。因此，人也应该遵循"闭藏"的养生法则，多保存体内的阳气，收敛充实阴气，这样才能保持来年蓬勃的生命力。肾作为先天之本，生命之根，如今越来越多的人认识到补肾的重要性，补肾能使男人更健壮，使女人更美丽。人体衰老与寿命的长和短在很大程度上取决于肾气的强弱，冬属水，其气寒，主藏。故冬天宜养精气为先，对性生活有节制，以益长寿。

◆ 避咸忌寒养好肾，唱响冬季健康歌

冬天气候寒冷，万物肃杀，是寒冷当令季节。中医古籍《黄帝内

经》云："冬者，天地闭藏，水冰地坼。"其性寒冷，寒与肾相应，最易耗伤肾的阳气。保养宜以抗寒为中心，重在补肾，以闭藏为主导，以温补为大法。

既然肾对人体的作用如此重要，那我们冬季应该怎么养护它呢？

俗话说："民以食为天。"那么，首先我们就来看看，冬天吃什么，怎么吃对肾好吧。

中医认为，在饮食保养方面，冬天可适当进食羊肉、狗肉等滋肾壮阳的食物，这对素体虚寒、阳气不振者尤其有益。对于肾之阴精亏少、阴阳渐衰的中老年人来讲，还可配食乌龟、甲鱼等护阴之品，以求阴阳平衡。另外，不少干果和坚果具有补肾养肾功效，如核桃、板栗、松子、榛子等，冬天食用正合时宜。中医专家还认为，保护肾脏要多吃黑色食物，少吃刺激性食品及甜食。黑色食品能入肾强肾，冬宜食"黑"，可择食黑米、黑豆、黑芝麻、黑木耳、黑枣、蘑菇、海带、紫菜等食物。

需要注意的是，咸味入肾，可致肾水更寒，寒凉之品则易损元阳，所以冬令饮食不能过咸，并忌寒凉。

在食补的同时，如果我们能改掉那些有损肾脏的坏习惯，那么就能产生事半功倍的效果。

首先应停止暴饮暴食，暴饮暴食会加重肾脏负担，经常如此，有损肾脏，已有肾病者更应注意。还有要注意扁桃体炎，扁桃体链球菌感染会导致急性肾炎，因此，扁桃体炎反复发作者，要考虑尽早手术根治。年纪大的人要注意不要经常憋尿，冬夜憋尿的习惯很不利于肾脏，因为尿液长时间滞留在膀胱，易造成细菌繁殖，使细菌通过膀胱、输尿管感染肾脏，造成肾盂肾炎。

中医学认为，肾是先天之本，也就是一个人生命的本钱，人体肾中精气是构成人体的基本物质，与人体生命过程有着密切的关系。肾阳是人体一身阳气之本，又称为"命门之火"，可以起到充养一身阳气的作用，就像太阳光照射地球一样使人的机体温暖。肾的阳气一伤，容易发生腰膝冷痛、易感风寒、夜尿频多、阳痿遗精等疾病；肾阳气虚又伤及肾阴,肾阴不足,则咽干口燥、头晕耳鸣疾病随之而生。因此冬天养肾不仅能增强人体抵御寒冷的能力,而且还可提高人体免疫力和抗病力,延缓衰老。

此外,冬天还要注意健脑并加强秀发护养,因为"肾生髓,其华在发"。冬天还要经常叩齿,因为肾主骨,齿为骨之余,经常叩齿有益肾、坚肾的功效。还有,肾在液为唾,所以平时不要随便吐唾液,特别在冬日要养成以舌抵上腭,待唾液满口后,慢慢咽下的习惯,这样是滋养肾精很好的方法。由于肾与膀胱互为表里,肾中精气有助于膀胱尿液的蒸腾汽化,老年人冬日养肾,具有缩尿之功,可减少夜尿频多的现象。而膀胱经脉行于背部,寒邪入侵,首当其冲,故冬天应注意背部保暖,以护肾阳。

◆ 肾衰有"表现",补衰有方法

"肾气",是指肾精所化之气,它反映了肾的功能活动,对人体的生命活动尤为重要。若肾气不足,不仅早衰损寿,而且还会发生各种病症,对健康极为不利。主要表现为以下5个方面。

1.封藏失职

肾气不足,精关不固,男性易发生遗精、早泄、滑精;老年女性则会出现带下清稀而多、清冷。肾气不足,膀胱失约,会表现为小便频数而清长,夜间更为严重,严重时还会小便余沥不尽或失禁。

2.肾不纳气

肾主气,肾气不足,气失所主,气逆于上,会表现为喘息气短,气不接续,呼多吸少,唯以呼气为快,动则喘甚,四肢发冷,甚而危及生命。

3.主水失职

肾气有调节人体水液代谢的作用。老年人肾气不足,水液代谢紊乱,就会造成水失所主,导致水肿发生。还会引起尿频、尿失禁或者尿少、尿闭。

4. 耳鸣失聪

肾气不足，不能充养于耳，就会造成肾虚耳鸣，听力减退，甚至耳聋。

5. 衰老提前

肾气在推动人体生、长、壮、老、死中起着重要作用。肾气不足，五脏六腑功能减退，则会出现诸如性功能减退、精神疲惫、腰膝酸痛、须发早白、齿摇脱落等衰老的现象。

肾衰患者的饮食原则：低蛋白、低脂肪、低磷、低盐饮食。下面就介绍几个中医治疗肾衰的食疗方。

（1）参元汤：人参（或西洋参）益气健脾，桂圆肉养血安神；以人参6克加桂圆肉10枚，共煮内服。对慢性肾功能不全、贫血患者以及心悸怔忡者，有养血安神之功效。

（2）参枣汤：人参（或西洋参）益气健脾，红枣健脾和胃，以人参6克加红枣6枚，共煮内服。对慢性肾功能不全、贫血患者，有提高血红蛋白作用。

（3）小米、大枣、赤小豆、山药（鲜）各适量，加水共煮成粥，熬时加适量食碱；经常服用；慢性肾功能衰竭、贫血患者，有健脾利水、和胃养血的功效。

（4）桑葚蜜膏：桑葚有养血补肾作用，蜂蜜可润燥养血，以鲜桑葚100克（或干品500克），浓煎，加蜂蜜250克收膏，用于慢性肾功能不全、肾阴不足、失眠烦躁者。

（5）五汁饮：鲜藕能清热凉血，鲜梨能清心润肺化痰，鲜生地能清热凉血，生甘蔗能助脾健胃，以上诸品各500克，切碎，以消毒纱布拧汁，慢性肾功能不全、鼻出血患者，分2～3次服完。

参元汤

◆ 天寒地冻，饮对了最养肾

现在很流行补肾，补肾的方法也很多，但如果论食补的话，还是喝汤、粥、酒这些饮品比较好，因为这些饮品更容易被身体吸收。就像广告里面说的"吸收是关键"，吃再好，不吸收都是白搭。所以，下面就为大家介绍几款方便又实用的补肾良方。

人参核桃饮

原料：人参 5 克，核桃肉 3 个。

制法：将人参切片，核桃肉掰成蚕豆大，把两者放入锅中加水适量文火熬煮 1 小时即可。

功效：代茶饮，可长期服用。此饮具有益气固肾的作用，常用于肾气不足而出现的头昏健忘，耳鸣失眠，须发早白，神疲乏力，汗多气短等症。

灵芝人参果杞酒

原料：灵芝 50 克，人参（西洋参、生晒参均可）30 克，果杞 50 克，冰糖 100 克，白酒 500 毫升。

制法：灵芝洗净切薄片、人参切片、果杞洗净置于酒罐中，加入冰糖、白酒，密封罐口，浸泡 15 天即成。

功效：每日 2 次，每次 10 毫升。可长期饮用。此酒的功效在于益气补肾，抗衰老。适用于须发早白，失眠健忘，腰酸耳鸣，头昏眼花，气短乏力等肾气不足者。

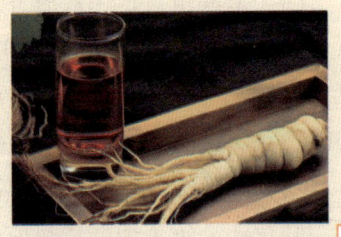

枸杞莲药粥

原料：枸杞 30 克，莲子 50 克，新鲜山药 100 克，白糖适量。

制法：新鲜山药去皮洗净切片；枸杞、莲子淘洗干净；将以上 3 物加清水适量置于文火上煮熬成粥，加糖食用。

功效：每日早晚温服，可长期服用。常喝枸杞莲药粥可补肾健脾，养心安神。此粥适用于脾肾虚弱而致的健忘失眠，心悸气短，神疲乏力等症。

首乌龟肉汤

原料：乌龟 1 只，制首乌 30 克，桑葚子 15 克，旱莲草 15 克，女贞子 15 克，适量葱、姜、食盐。

制法：将乌龟活剖，去肠杂洗净，放入沸水中氽烫去除血水，去里皮，斩成 2 厘米见方的块状备用；将首乌、桑葚子、旱莲草、女贞子洗净后装入纱布袋中扎紧口；将龟肉及龟壳、药袋、葱段、姜丝适量一齐放入锅中，加清水适量，武火煮沸捞去浮沫，文火煮 2 小时即可。

功效：食肉喝汤。常喝此汤可滋阴补肾。用于肾阳不足而致的黄褐斑、肥胖症，以及头昏耳鸣，腰腿酸软，心烦易怒等。

鲜栗子鸡肉汤

原料：光鸡半只（约 500 克），鲜栗子肉 500 克，冬菇 30 克，生姜 2 片。

制法：鲜栗子肉用开水烫，稍浸后剥去衣；冬菇用水浸软，去蒂，洗净；光鸡洗净，斩件。将鸡、栗子、姜片一起放入锅内，加清水适量，武火煮沸后，文火煲 1 小时，再加冬菇煲 20 分钟，调味供用。

功效：食肉喝汤。此汤具有益气养血，滋阴补肾的功效。用于食欲欠佳，倦怠乏力的脾胃虚弱，肝肾不足导致的消瘦，体虚及老年人患的慢性支气管炎。

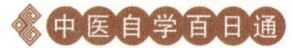

◆ 冬季滋补，饮食为先

人们往往习惯于冬季进补，为什么要冬季进补呢？因为冬三月，是养精蓄锐的大好时期，这时人的皮肤肌腠比较致密，汗出较少，摄入的营养物质也容易贮藏起来，况且在冬令季节里，人的食欲也比较旺盛，所以这时是进补的最好时节，冬至以后尤为相宜。

虽说冬季是进补的大好时机，但到底吃什么最好呢？

首先应该注意，对于一般无病而体弱者，冬补还是以"食补"为主，兼有慢性病者，则需食补加药补。有许多食品，为"药食两兼"物品，因此食补和药补并无严格区别，关键在于合理调配，对症施补。

在进补中要坚守4个原则。

一是多补充热源食物。因为冬季比较寒冷，膳食中应多补充产热营养素，如碳水化合物、脂肪、蛋白质，以提高机体对低温的耐受力。尤其应考虑补充富含蛋白质的食物，如瘦肉、鸡鸭肉、鸡蛋、鱼、牛奶、豆类及其制品等。

二是多补充含蛋氨酸的食物。因为蛋氨酸可提供一系列耐寒适应所必需的甲基。寒冷气候使得人体尿液中肌酸的排出量增多，脂肪代谢加快，而合成肌酸及脂酸、磷脂在线粒体内氧化、释放能量都需要甲基。因此，在冬季应多摄取含蛋氨酸较多的食物，如芝麻、葵花子、酵母、乳制品、叶类蔬菜等。

三是适量补充无机盐。医学研究表明，人怕冷与饮食中无机盐缺少很有关系。专家建议冬季应多摄取含根茎的蔬菜，如胡萝卜、百合、山药、藕及青菜、大白菜等，因为蔬菜的根茎里所含无机盐较多。钙在人体内含量的多少可直接影响人体的心肌、血管及肌肉的伸缩性和兴奋性，补充钙可提高机体御寒能力。含钙较多的食物有：虾皮、牡蛎、花生、蛤蜊、牛奶等。

四是多吃含维生素 B_2、维生素 A、维生素 C 的食物。寒冷气候使人体氧化功能加强，机体维生素代谢也发生了明显变化，饮食中要及时补充维生素 B_2（核黄素），以防口角炎、唇炎、舌炎等疾病的发生。维生素 B_2 主要存在于动物肝脏、鸡蛋、牛奶、豆类等食物中。维生素 A

能增强人体的耐寒力，应多吃些富含维生素 A 的肝脏、胡萝卜、南瓜、白薯等食物。维生素 C 可提高人体对寒冷的适应能力，对血管具有良好的保护作用，应注意摄取新鲜蔬菜和水果。

现在的人们在选择补品的时候往往存在一个误区，那就是越贵重越好，其实不然，因为补品的价值和价格根本不成正比。"药症相符，大黄亦补；药不对症，参茸亦毒"。因此，李时珍认为，药无贵贱，对症即可。下面介绍的这些食品并不贵重，但只要合理搭配，对症进补，就能起到"贵重药"的效果。

（1）补气类：具有补益脾胃、益气强身的作用，适用于脾胃虚损、气短乏力者，如小米、糯米、莲心、山药、扁豆、鸡肉、大枣、鹌鹑、鲫鱼等。

（2）补血类：具有补益气血、调节心肝之效，如龙眼、枸杞、葡萄、牛羊肝、猪心、带鱼等。

（3）补阴类：具有滋阴润肺、补脾胃和益气之效，适于阴虚火旺、体弱内热者，如黑豆、百合、芝麻、豆腐、梨、甘蔗、兔肉、蜂蜜等。

（4）补阳类：具有补肾填髓、壮阳强身之效，如核桃肉、狗肉、羊肉、韭菜、虾类等。

◆ 冬食萝卜保健康，不用医生开药方

都说"冬吃萝卜夏吃姜，不劳医生开药方"，说的就是萝卜的养生妙用。为什么提倡冬天多吃萝卜呢？冬季气温低，所以人们经常待在室内，饮食上还常进补。进补加上运动少，人的体内易生热生痰，尤其是中老年人，症状就更明显。

《本草纲目》中记载，萝卜可消积滞、化痰、下气宽中、解毒，所以萝卜可以用来消解油腻、去除火气，又利脾胃、益中气。多吃一些萝卜，温中健脾，对健康大有裨益。

萝卜也经常用于食疗，以下是一些萝卜食疗方。

（1）治扁桃腺炎：萝卜汁 100 毫升（用鲜萝卜制成），调匀以温开水送服，每日 2～3 次。

（2）治哮喘：萝卜汁300毫升，调匀以温开水冲服，每次服100毫升，每日3次。若与甘蔗、梨、藕汁同饮，则效果更佳。

（3）治偏头痛：鲜萝卜捣烂取汁，加少许冰片调匀滴鼻，左侧头痛滴右鼻孔，右侧头痛滴左鼻孔。

（4）治咳嗽多痰：霜后萝卜适量，捣碎挤汁，加少许冰糖，炖后温服，每日2次，每次60毫升。

（5）治咽喉痛：萝卜300克，青果10个，共煎汤当茶饮，每日数次。

（6）健脾理气：猪或羊肉300克切块，加橘皮少许入锅炖熟，酌加盐、胡椒等，吃肉喝汤。注意不要加酱油。花椒、大料、姜、桂皮等辛温发散之物少许。

◆ 冬天"养藏"，和太阳一起起床

"冬三月，此谓闭藏，水冰地坼，无扰乎阳。早卧晚起，必待日光。使志若伏若匿，若有私意，若已有得，祛寒就温，无泄皮肤，使气亟夺。此冬气之应，养藏之道也"。

这是《黄帝内经》中关于冬季养生之道的论述。冬三月也就是农历十、十一、十二这三个月，这个季节寒水结冰，地表干裂，一派生机闭塞之象。人在此时千万不要扰动阳气的收藏，起居生活方方面面都要遵守这一原则。

那么，我们具体该如何在冬三月里做好"养藏"工作呢？主要应从以下方面着手。

第一，早睡晚起，最好等太阳出来以后再起床。同时，由于寒冷，冬季最好在家里待着，尽量少出门。

第二，保证足够睡眠。俗话说"春困秋乏夏打盹，睡不醒的冬三月"，有些人一到冬天就一副无精打采的样子，这主要是因为冬天天气寒冷，自然界阳气不足，而人与自然界之间相对有一个平衡，人体内随之也会出现阳气不足。阳气不足人就会感到没有精神，成人每天的睡眠时间不应少于8小时，青少年每天的睡眠时间不少于10小时。不要熬

夜，同样是睡 8 小时，但晚上 11 点前入睡和夜里 3 点睡效果肯定不同，后者易感到疲劳。

第三，多参加体育锻炼，比如跑步、游泳等运动量较大的锻炼，可以让人运动过后感到神清气爽，精力充沛。但运动后大量出汗要注意保暖，以免感冒；晨练时间不宜过早，最好是天气晴好，有阳光初照。

第四，注意保暖，多晒太阳。日常生活中要尽量远离寒气，接近温气，不要让皮肤泄露于风寒之中，使已经收藏的阳气向外散失。特别是脚和腿，不要为了贪恋苗条身材而穿单薄的衣服。

第五，不宜洗冷水澡，也不提倡冬泳，以免阳气耗损太大。

此外，在冬季，老年人可根据自己的体质、爱好，安排一些安静闲逸的活动，如养鸟、养鱼、养花，或练习书法、绘画、棋艺等。如果进行室外锻炼，运动量应由小到大，逐渐增加，以感到身体热量外泄微汗为宜。恰当的运动会让人感到全身轻松舒畅，精力旺盛，体力和脑力功能增强，食欲、睡眠良好。

第五章
日常食疗养生之法

◎ 食疗的五大医学意义

食物入药即为食疗，也就是利用食物中所含有的营养成分的特性加上烹调方法来协助治疗疾病的一种科学方法，它具有5个重要的医学意义。

（1）食疗是一种重要的治疗手段，通过增加或控制某种营养素的方法以达到治疗疾病的目的。例如，原发性营养缺乏病的病因和治疗与营养直接相关。蛋白质和热能缺乏可引起营养性水肿。

（2）食疗可作为一种治疗和诊断的辅助措施。例如：对高血压、心脏病、肾脏病伴有水肿病等患者，给予限盐饮食即可减轻或消除症状；对肾功能不全的患者，为了减轻其肾脏的负担，给予优质低蛋白质、高热能饮食，可控制病情的发展；对肝性脑病患者，为了降低其血氨的含量，把蛋白质供应降到最低标准（每日20克左右）。这都是配合临床治疗的一种辅助措施。此外，食疗也可作为协助诊断的方法，如：潜血试验餐、干膳食等，可协助诊断消化道是否出血、胆囊收缩和肾浓缩功能如何；钙、磷代谢试验饮食，可协助诊断继发性甲状旁腺功能亢进。

（3）食疗可为其他疗法创造条件。外科手术前有营养不良、组织水肿、贫血的患者，势必会给手术增加困难，降低手术成功率。因手术或外伤使机体处于应激状态，组织的分解代谢加强，出现负氮平衡，营养素的消耗增加。而"要素膳"（化学配制膳）可为解决手术前后的营养不良问题发挥良好作用。

（4）食疗可补偿消耗、恢复体力。急性病或慢性病都会增加体力和组织的消耗，一方面体力需要补充，另一方面组织需要修复。如不及时补充营养物质，机体就会利用其他部分组织进行修补，实质上只是拆东墙补西墙。病后增加营养的目的是为了降低分解代谢，促进合成代谢，维持体内环境的稳定，保护承担代谢活动的肝脏，否则受损组织难以修复，伤口不易愈合。在治疗疾病的过程中，如能重视食疗，疗效就会更为显著。

（5）食疗可调整免疫功能。近10年来的研究确认，营养不足对人体免疫应答有损害，会使细胞和体液免疫功能降低。如蛋白质、热能不足将导致胸腺组织形态的显著改变，包括大小和重量的减少、淋巴细胞的减少、皮髓质分化的丧失和胸腺小体的肿大或变性，淋巴结副皮质区和脾脏小动脉周围组织也会显示出同样的变化。营养不足的儿童经常有补体 C3、补体 C1、补体 C5 的降低。食疗后，许多免疫指标即可得到恢复，特别是细胞免疫和补体 C3。由此可见，食疗可调整免疫功能，从而改善患者的免疫状态，有利于机体的恢复。

◎ 食疗的三大禁忌

食疗是有所禁忌的，医学所指的饮食禁忌包括广义和狭义两种概念。广义的饮食禁忌概念涉及食物与体质、地域、季节、年龄、病情，以及饮食调配、用法、用量等方面，狭义的饮食禁忌概念仅指饮食与病情方面的禁忌，下面就狭义方面来做重点介绍，帮助人们加深了解和认识。

1. 患病期间的饮食禁忌

（1）患病期间的一般饮食禁忌。

①生冷。指冷饮、冷食、大量的生蔬菜和水果等。为脾胃虚寒、腹泻呕吐患者所忌。

②黏滑。指糯米、大麦、小麦等所制的食品等。为脾虚纳呆（胃的受纳功能呆滞）、外感初起患者所忌。

③油腻。指大油、肥肉、煎炸食品、乳制品（奶、酥、酪）等。为脾湿、痰湿患者所忌。

④腥膻。指海鱼、无鳞鱼（平鱼、巴鱼、带鱼、比目鱼等）、虾、

蟹、海味（干贝、淡菜、鱼干等）、羊肉、狗肉、鹿肉等。为风热证、痰热证、斑疹疮疡患者所忌。

⑤辛辣。指葱、姜、蒜、辣椒、花椒、韭菜、酒、烟等。为内热证患者所忌。

⑥发物。指能引起旧疾复发、新病加重的食物。除上述腥、膻、辛辣等食物外，尚有一些特殊的食物，如荞麦、豆芽、苜蓿、鹅肉、鸡头、鸭头、猪头、驴肉等。为哮喘、动风、皮肤病患者所忌。

（2）不同病症的饮食禁忌。

①寒证。治疗原则为益气温中、散寒健脾。宜食温性热性食物，忌食寒凉生冷食物。

②热证。治疗原则为滋阴清热、清热泻火、解毒消肿。宜食寒凉平性食物，忌食温燥伤津食物。

③虚证。治疗原则为滋阴、补阳、益气、补血。应根据阳虚或阴虚的不同选择食物。一般虚证患者多数脾胃功能减退，难以消化吸收，因此忌吃耗气损津、腻滞难化之物，如肥腻、油煎、质粗坚硬食物，饮食应以清淡而富于营养为宜；阳虚者宜温补，忌食寒凉食物，如生冷瓜果、冷性及性偏寒凉的菜肴食物；阴虚者宜滋补、清补，宜食清淡凉润食物，忌食温热、辛辣食物，如酒、葱、蒜、辣椒、姜之类。

④实证。是指邪气盛实而言。应根据不同实证的症候，给予各种不同的去除实邪的食疗食品，如清热化痰、活血化瘀、攻逐水邪等。

2. 服药饮食禁忌

服药期间对某些食物的禁忌，前人称为服药禁忌，也就是通常所说的"忌口"。在古代文献上有相关记载，如：甘草、黄连、桔梗、乌梅忌猪肉，薄荷忌鳖肉，茯苓忌醋，鳖甲忌苋菜，鸡肉忌鳝鱼，蜂蜜忌葱，天门冬忌鲤鱼，白术忌蒜、桃、李，人参忌萝卜，土茯苓忌茶等。但对于这些内容不能绝对化，应灵活掌握、科学对待，某些内容还有待临床进一步证实。

3. 孕期和产后饮食禁忌

妊娠期，母体脏腑经络之气血注于冲任经脉，以养胎元。此时母体多表现为阴虚阳亢状态，因此应忌食辛辣、腥膻食物，以免耗伤阴血而影响胎元。宜食甘平、甘凉、补益食物，如淮山药、红枣，健脾又补血。妊娠恶阻（即怀孕时恶心呕吐、饮食不进）的孕妇应忌食油腻食物，宜食健脾、和胃、理气食物，如陈皮、薏米、猴头菇。妊娠后期，由于胎儿逐渐长大，影响母体气机升降，易产生气滞现象，故应少食胀气、涩肠食物，如荞麦、高粱、红薯、芋头等。

中医学认为，产后必虚，产后多瘀。产妇多表现出阴血亏虚、瘀血内停等征象，且还要哺乳。因此，产后的饮食原则应以平补阴阳气血，尤以滋阴养血为主，宜食甘平、甘凉食物，如粮食、禽肉、蛋乳类，慎食或忌食辛燥、伤阴、发物、寒凉、生冷食物。

◎ 食补胜于药补

西红柿

相传西红柿最早生长在南美洲，因色彩娇艳，人们对它十分警惕，视为"狐狸的果实"，又称"狼桃"，只供观赏，不敢品尝。近年来的研究发现，西红柿含有丰富的胡萝卜素、B族维生素和维生素C，尤其是维生素P的含量居蔬菜之冠。西红柿的保健功能极佳，尤其在养生、减肥、抗癌等方面有突出贡献，因此获得了"健康卫士""抗癌之星"的称号。

【保健功效】

防癌抗癌 西红柿中的番茄红素能清除自由基，保护细胞，阻止癌变进程。

保护心脑血管 西红柿中的一些有机酸能促进红细胞的形成，有利于保持血管壁的弹性，降低血压。所以，食用西红柿对防治动脉硬化、高血压、冠心病、糖尿病也有

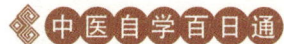

帮助。

养颜美容　西红柿中的番茄红素是很强的抗氧化剂，不仅可以保护皮肤不受阳光、空气污染的伤害，而且在人体内也可以防止细胞老化，具有以内养外、内外兼修的效果。

【中医理论】

　　中医学认为，西红柿味甘酸，性寒，有生津止渴、健胃消食、凉血平肝、清热解毒之功效，适用于热病伤阴引起的食欲不振、胃热口渴等症。此外，西红柿多汁，可以利尿，对肾脏病人有良好的辅助治疗作用。

【食法宜忌】

　　宜

　　由于番茄红素是脂溶性营养素，因此在用油烹制西红柿后，其所含的番茄红素更容易为人体吸收。但是番茄红素遇光、热和氧气容易分解失效，所以应该避免长时间高温加热。另外，烹制西红柿时稍加些醋，则能破坏掉其中的有害物质——番茄碱。

　　如果因为进食过于油腻的食物而导致胃部不适，可以吃一个西红柿，其中所含的维生素B_6能够促进脂肪和蛋白质的消化。

　　忌

　　青色未熟的西红柿不能吃，因其中含有番茄碱，不但味道不佳，甚至会使人出现恶心、呕吐等中毒反应。

【保健药膳】

　　西红柿荸荠汁

　　【材料】西红柿、荸荠各200克，白糖30克。

　　【做法】①荸荠洗净，去皮，切碎，放入榨汁机中榨取汁液。②西红柿洗净，切碎，也用榨汁机榨成汁。③将西红柿、荸荠的汁液倒在一个杯中混合，加入白糖搅匀即成。

丝　瓜

丝瓜原产于东南亚，明代引种到我国，成为人们常吃的蔬菜。丝瓜翠绿鲜嫩，清香脆甜，是夏日里清热泻火、凉血解毒、醒脾开胃的一道佳肴。丝瓜不仅口感佳、营养多，含有大量的维生素、矿物质及皂苷、植物黏液、木糖胶等物质，还颇具养生保健价值，美容护肤效果尤佳，又被称为"美容瓜"。

【保健功效】

健脑护心　丝瓜中富含维生素 B_1，可以保持神经机能的正常，防止精神疲劳，预防多发性神经炎、急性出血、脑灰质炎和心脏病的发生。常食用丝瓜对幼儿大脑发育及中老年人保持大脑健康十分有益。

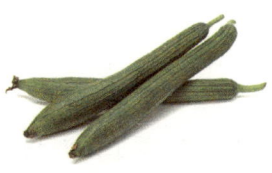

美容护肤　丝瓜中含有防止皮肤老化的维生素 B_1 和增白皮肤的维生素 C 等成分，能保护皮肤消除斑块，使皮肤洁白、细嫩，是不可多得的美容佳品。用丝瓜藤浸泡后熬出来的水洗脸，也能起到润泽肌肤的作用，被称为"美人水"。

【中医理论】

中医学认为，丝瓜味甘，性平，具有清热凉血、生津止渴、顺气健脾、消肿解毒、祛风化痰和清热利咽等功效，适用于热病、痰喘咳嗽、痔疮、痈肿、乳汁不通等症。

【食法宜忌】

宜

丝瓜含水丰富，宜现做现切，以免营养成分随汁水流失。

丝瓜食用时应去皮，以清炒营养最佳。

忌

丝瓜不宜生吃。

【保健药膳】

丝瓜木耳汤

【材料】丝瓜 250 克，黑木耳（水发）30 克，白芷 15 克，料酒 10 克，姜 5 克，葱 10 克，盐 3 克，味精 2 克，胡椒粉 2 克，香油 20 克，水 1800 毫升。

【做法】①丝瓜去皮，切斜刀块；黑木耳洗净；白芷润透，切片；姜切片，葱切段。②将丝瓜、黑木耳、白芷、姜、葱、料酒同放炖锅内，加水 1800 毫升，旺火烧沸，再用小火炖煮 30 分钟，加入盐、味精、胡椒粉、香油调味即成。

白萝卜

> 白萝卜是我国本土蔬菜，目前在我国各地均有栽种，在广大的农村地区流传着"十月萝卜小人参"的谚语。现代科学研究表明，白萝卜营养丰富，含有大量碳水化合物、维生素 C、膳食纤维和矿物质等，对于多种疾病有着很好的辅助治疗效果。

【保健功效】

防癌抗癌　白萝卜中维生素 C 含量尤为丰富，并且含多种酶，能消除致癌物质亚硝胺，防止细胞发生突变；所含的木质素，能提高巨噬细胞的活力，加速吞噬癌细胞。

减肥降压　白萝卜中含有胆碱物质，能降低血脂、血压，非常利于减肥。

利大小便　白萝卜具有清热生津的功效，而且白萝卜还有很强的行气作用，这些对于大小便的通畅都十分有利。

杀虫除菌　白萝卜中还含有一种特殊化合物——异硫氰酸苯脂，它能杀虫，且对人体无损害。用白萝卜汁来治滴虫性阴道炎，治愈率高达 90% 以上。

【中医理论】

中医学认为，白萝卜味甘辛，性平，无毒，入肺、脾经，有下气消食、除痰润肺之功效，煮食可治肺热吐血、气胀食滞、食谷不化、痰多、口干、小便不畅、酒毒；生捣汁服食可治吐血、衄血、声嘶咽干、胸膈闷气、大小便不畅。

【食法宜忌】

忌

白萝卜不宜和胡萝卜一起食用，否则会破坏维生素 C。

服用人参期间不宜食用萝卜，否则会失去滋补作用。

忌与橘子一同食用，否则会引发甲状腺肿大。

【保健药膳】

莲藕牛腩汤

【材料】新鲜白萝卜 100 克，蜂蜜少许。

【做法】新鲜白萝卜洗净，切碎捣烂，置消毒纱布取汁，加蜂蜜调味即可。

山 楂

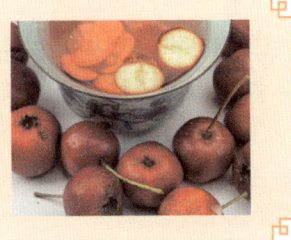

山楂有很高的营养和医疗价值，是人们十分喜爱的果品。因中老年人常吃山楂制品能增强食欲，改善睡眠，保持骨和血中钙的恒定，预防动脉粥样硬化，延年益寿，故山楂被人们视为"长寿果"。

【保健功效】

防衰抗癌 山楂所含的黄酮类和维生素 C、胡萝卜素等物质能增强机体免疫力，并有防衰老、抗癌的作用。

降压降脂 山楂能防治心血管疾病，扩张血管，增加冠脉血流量，消除冠状动脉脂质沉积，降低血压和胆固醇，软化血管。

强心护心 山楂中的山楂黄酮有一定的强心作用，可以增加血液输出量，使心脏的收缩能力加强，对老年性心脏病患者非常有益。

开胃助消化 山楂酸可以刺激食欲，帮助消化，特别对消除肉食积滞作用明显。

活血化瘀 山楂有助于解除局部瘀血状态，对跌打损伤有辅助疗效。另外，山楂对子宫有收缩作用，在孕妇临产时有催生之效，还能促进产后子宫复原。

消炎杀菌 山楂对痢疾杆菌有很强的抑制作用，对其他病菌如白喉杆菌、伤寒杆菌等也有明显的抑制作用。

【中医理论】

中医学认为，山楂具有消积化滞、收敛止痢、活血化瘀等功效。主治饮食积滞、胸膈痞满、闭经等症。

【食法宜忌】

宜

山楂和莲子一同炖汤，有开胃提神的功效，经常食用不但能够滋补身体，还可以益智醒脑。

野山楂应带皮食用，因为山楂的果皮中也含有丰富的营养，但是人工栽种的山楂往往喷洒过农药，所以最好去皮食用。

牙齿怕酸的人可以食用山楂糕等山楂制品。

【保健药膳】

橘子山楂桂花羹

【材料】橘子、山楂各 50 克，桂花 20 克，白糖 10 克，冷水适量。

【做法】①橘子剥皮、去核，切成小丁；山楂去核，洗净，切片；桂花洗净。②将橘子、山楂、桂花放入炖锅内，加入适量冷水，置旺火上烧沸，改用小火煮25分钟，加入白糖，搅拌均匀即可。

羊　肉

> 羊肉为牛科动物山羊或绵羊的肉，是我国人民喜食的主要肉类之一。羊肉较猪肉而言肉质更加细嫩，且比猪肉和牛肉的脂肪、胆固醇含量都要低，历来就被用作滋补的佳品。冬春季节食用羊肉，可起到进补和防寒的双重效果，因此被人们赞誉为冬季的滋补肉，民间更有"要长寿，吃羊肉"的说法。

【保健功效】

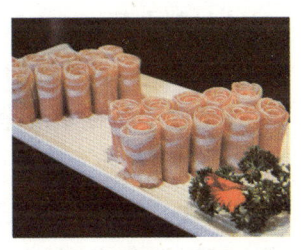

抗衰抗癌　科学研究表明，羊肉含有的脂肪酸对辅助治疗皮肤癌、结肠癌以及乳腺癌有明显的效果。

滋补御寒　羊肉中有丰富的脂肪、维生素、钙、磷、铁等，特别是钙和铁的含量显著超过了牛肉和猪肉中的含量，是滋补身体的绝好食品。同时，羊肉的脂肪熔点为47℃，而人的正常体温为37℃，所以羊肉的脂肪不会被身体吸收，吃羊肉不易发胖。寒冬常吃羊肉更可促进血液循环，增强御寒能力。

帮助消化　羊肉肉质细嫩，容易被消化，同时羊肉还可增加消化酶，保护胃壁和肠道，从而有助于食物的消化。

【中医理论】

中医学认为，羊肉性温热，有助元阳、补精血、疗肺虚之功效，适时地多吃羊肉不仅可以去湿气，还能起到补肾壮阳的作用，对阳痿早泄患者很有好处，男士宜经常食用。此外，羊肉对哮喘、气管炎、肺病患者及体质虚寒的人也相当有益。

【食法宜忌】

忌

因为生羊肉中的酪酸和梭状芽孢杆菌不易被胃肠消化吸收，所以吃涮羊肉时不可为了贪图肉嫩而故意不涮透，否则食后会导致四肢乏力。

羊肉忌烤焦烧糊，否则不仅肉质老硬，还会产生致癌物质。

羊肉忌与南瓜、何首乌搭配食用。

羊肉属大热之品，夏秋季节气候燥热，不宜吃羊肉。

【保健药膳】

山药羊肉粥

【材料】粳米 100 克，山药 150 克，羊肉 50 克，葱末 3 克，姜末 2 克，盐 1.5 克，胡椒粉 1 克，冷水适量。

【做法】①粳米洗净，用冷水浸泡半小时。②山药冲洗干净，刮去外皮，切成丁块。③羊肉漂洗干净，放入开水锅内煮至五成熟时捞出，切成丁块。④取锅放入冷水、粳米，先用旺火煮开，然后改用小火熬煮，至粥将成时，加入羊肉块、山药丁、葱末、姜末、盐，待几沸，撒上胡椒粉即可。